M.-A. Solf, L. S. Gansera

BASICS Herzchirurgie

Mark-Alexander Solf,
Laura Sophie Gansera

Mit fachlicher Unterstützung von
PD Dr. Brigitte Gansera und PD Dr. Sabine Bleiziffer

BASICS
Herzchirurgie

ELSEVIER
URBAN & FISCHER

URBAN & FISCHER München

Zuschriften an:
Elsevier GmbH, Urban & Fischer Verlag, Hackerbrücke 6, 80335 München

Wichtiger Hinweis für den Benutzer
Die Erkenntnisse in der Medizin unterliegen laufendem Wandel durch Forschung und klinische Erfahrungen. Der Autor dieses Werkes hat große Sorgfalt darauf verwendet, dass die in diesem Werk gemachten therapeutischen Angaben (insbesondere hinsichtlich Indikation, Dosierung und unerwünschter Wirkungen) dem derzeitigen Wissensstand entsprechen. Das entbindet den Nutzer dieses Werkes aber nicht von der Verpflichtung, anhand weiterer schriftlicher Informationsquellen zu überprüfen, ob die dort gemachten Angaben von denen in diesem Werk abweichen und seine Verordnung in eigener Verantwortung zu treffen.
Für die Vollständigkeit und Auswahl der aufgeführten Medikamente übernimmt der Verlag keine Gewähr.
Geschützte Warennamen (Warenzeichen) werden in der Regel besonders kenntlich gemacht (®). Aus dem Fehlen eines solchen Hinweises kann jedoch nicht automatisch geschlossen werden, dass es sich um einen freien Warennamen handelt.

Bibliografische Information der Deutschen Nationalbibliothek
Die Deutsche Nationalbibliothek verzeichnet diese Publikation in der Deutschen Nationalbibliografie; detaillierte bibliografische Daten sind im Internet über http://www.d-nb.de/ abrufbar.

12 13 14 15 16 5 4 3 2 1

Um den Textfluss nicht zu stören, wurde bei Patienten und Berufsbezeichnungen die grammatikalisch maskuline Form gewählt. Selbstverständlich sind in diesen Fällen immer Frauen und Männer gemeint.

Planung: Dr. Konstanze Knies
Lektorat: Dr. Andrea Beilmann
Redaktion und Register: Dr. Nikola Schmidt
Gestaltungskonzept: Rainald Schwarz, Andrea Mogwitz, München
Herstellung: Elisabeth Märtz, Andrea Mogwitz, München
Satz: abavo GmbH, Buchloe/Deutschland; TnQ, Chennai/Indien
Druck und Bindung: Printer Trento, Trient, Italien
Umschlaggestaltung: SpieszDesign, Neu-Ulm

ISBN 978-3-437-42706-0
ISBN e-Book 978-3-437-59183-9

Aktuelle Informationen finden Sie im Internet unter **www.elsevier.de** und **www.elsevier.com**

VORWORT

Dieses BASICS der Herzchirurgie bietet einen konzentrierten und einfachen Einstieg in einen der anspruchsvollsten Bereiche der Chirurgie. Es bildet die wesentlichen klinischen und operativen Grundzüge anschaulich ab, und thematisiert die relevanten Prüfungsinhalte.

Die Herzchirurgie fasziniert als vergleichsweise junge Disziplin durch eine große klinische Bandbreite und steht in progressiven Zentren in enger Kooperation mit der Kardiologie.

Besonderer Dank gilt Frau PD Dr. Brigitte Gansera (Städtisches Klinikum München Bogenhausen) und Frau PD Dr. Sabine Bleiziffer (Deutsches Herzzentrum München) für die hervorragende Unterstützung und fachliche Begutachtung dieses Buches. Des Weiteren danken wir Frau Dr. Nikola Schmidt für die enge und ausgesprochen freundliche Zusammenarbeit sowie den Verantwortlichen beim Elsevier/Urban&Fischer Verlag, insbesondere Frau Dr. Konstanze Knies.

Da wir als unabhängige Autoren unsere ersten Erfahrungen in unterschiedlichen herzchirurgischen Einrichtungen gemacht haben, möchten wir im Folgenden separat danken.

Laura Gansera dankt für die freundliche Begleitung der ersten Einblicke und somit der entstandenen Leidenschaft für das Fachgebiet Herrn Prof. Dr. B. M. Kemkes (ehemals Städtisches Klinikum München Bogenhausen) und Herrn Prof. Dr. R. Lange (Deutsches Herzzentrum München, TUM).

Mark-Alexander Solf dankt für die Unterstützung seinen Eltern, Herrn Prof. Dr. Michael Schmoeckel (Asklepios Klinik St. Georg, Hamburg), Herrn Prof. Dr. Ralf Sodian und Herrn PD Dr. Ingo Kaczmarek (beide Herzchirurgische Klinik München-Großhadern, LMU).

Anregungen und Kritik zu diesem Buch sind stets willkommen.

München, im Frühjahr 2012
Mark-Alexander Solf, Laura Sophie Gansera

ABKÜRZUNGSVERZEICHNIS

A.	Arteria
Aa.	Arteriae
ACE	Angiotensin Converting Enzyme
ACS	akutes Koronarsyndrom
AD	Arbeitsdiagramm
ADH	antidiuretisches Hormon
ADP	Adenosindiphosphat
AF	Atemfrequenz
AGZ	aktivierte Gerinnungszeit
AIST/AIS	Aortenisthmusstenose
ANF	atrialer natriuretischer Faktor
AP	Aktionspotenzial
ASD	Atriumseptumdefekt
ASS	Acetylsalicylsäure
ATP	Adenosintriphosphat
AV	atrioventrikular
AV-Block	Atrioventrikularblock
AV-Knoten	Atrioventrikularknoten
AVSD	atrioventrikulärer Septumdefekt
B/min	Beats per minute, Schläge pro Minute
BART	„blue away, red towards" – (Farbdoppler)
Bas	Basophilenzahl
BB	Blutbild
BE	Base Excess
BGA	Blutgasanalyse
Bic	Bikarbonat
Bil	Billirubin
BiVAD	biventrikulärer Assist Device
BNP	Brain natriuretic peptide
BPEG	British Pacing and Electrophysiology Group
Ca^{2+}	Calcium
CABG	Coronary Artery Bypass Surgery
cAMP	zyklisches Adenosinmonophosphat
CATCH	„cardiac anomalies", „abnorme Gesichtszüge", „Thymushypoplasie", „cleft palate" [Gaumenspalte], „Hypokalzämie"
CATS	Continuous Autotransfusion System
CK	Kreatinkinase
CK-MB	Kreatinkinase Muscle Brain
CK-MM	Kreatinkinase Muscle Muscle
CMT	Circus-Movement-Tachykardia
CMV	Zytomegalievirus
CO_2	Kohlendioxid
COPD	Chronic Obstructive Pulmonary Disease
COX	Zyklooxygenase
cQT	corrected QT-Zeit
CRP	C-reatives Protein
CRT	Cardiac Resynchronization Therapy
CT	Computertomografie
cTnI	kardiales Troponin I
cTnT	kardiales Troponin T
D.m.	Diabetes mellitus
DCM	dilative Kardiomyopathie
D-Di	D-Dimer
ECMO	extrakorporale Membranoxygenierung
EDV	enddiastolisches Volumen
EF	Ejektionsfraktion, Auswurffraktion
EKG	Elektrokardiogramm
EKZ	extrakorporale Zirkulation
ELS	Erregungsleitungssystem
Eos	Eosinophilenzahl
Ery	Erythrozytenzahl
ES	Extrasystole
ESV	endsystolisches Volumen
Fer	Ferritin
FT	Fallot-Tetralogie
γ-GT	γ-Glutamyltransferase
Gi-gekoppelter Rezeptor	G-Protein-gekoppelter Rezeptor mit inhibitorischer Nachwirkung
GOT/ASAT	Glutamat-Oxalacetat-Transferase/Aspartat Aminotransferase
GPT/ALAT	Glutamat-Pyruvat-Transferase/Alanin Aminotransferase
Gs-gekoppelter Rezeptor	G-Protein-gekoppelter Rezeptor mit stimulierender Nachwirkung
H_2O	Wasser
Hb	Hämoglobin
HCN-Kanal	Hyperpolarization-activated Channel
HDL	High-density Lipoprotein
HF	Herzfrequenz
HIT-II	heparininduzierte Thrombopenie Typ II
HK	Hämatokrit
HLA	Human Leukocyte Antigen
HLM	Herz-Lungen-Maschine
HLTx	Herz-Lungen-Transplantation, Heart-Lung exchange
HMV	Herzminutenvolumen
HTx	Herztransplantation, Heart exchange
HU	High Urgent
HZV	Herzzeitvolumen
IABP	intraaortale Ballonpumpe
ICD	implantierbarer kardioverter Defibrillator
ICM	ischämische Kardiomyopathie
ICR	Interkostalraum
IE	internationale Einheit
IL	Interleukin
inf.	inferior, inferius, inferiores
INR	International Normalized Ratio
IVS	interventrikuläres Septum
K	Wandspannung
K^+	Kalium
KCl	Kaliumchlorid
KDUM	Kurve der Unterstützungsmaxima
KHK	koronare Herzkrankheit
KITM	Kurve der isotonischen Maxima
KIVM	Kurve der isovolumetrischen Maxima
KM	Kontrastmittel, Knochenmark
KP	kardioplege Lösung
Krea	Kreatinin
LAD	Left Anterior Descending
LAE	Lungenarterienembolie
LCA	linke Koronararterie
Leu	Leukozytenzahl
LHI	Linksherzinsuffizienz
LSB	Linksschenkelblock
LVAD	linksventrikuläres Unterstützungssystem
LVEDP	Left Ventricular Enddiastolic Pressure
Lymph	Lymphozytenzahl
MAD	mittlerer arterieller Druck
maj.	major, majus
Mb	Myoglobin
MCL	Medioklavikularlinie
MHZ	Megahertz
MIDCAB	Minimally Invasive Direct Coronary Artery Bypass
min.	minor, minus
Mon	Monozytenzahl
MRT	Magnetresonanztomografie
N.	Nervus
Na^+	Natrium

NASPE	North American Society of Pacing and Electrophysiology
NBG	NASPE/BPEG
Neu	Neutrophilenzahl
Nn.	Nervi
NO	Stickstoffmonoxid
NSAID	Non Steroidal Anti Inflammatory Drugs
NSTEM	Non-ST-Elevated Myocardial Infarciation
NT-proBNP	N-terminales Spaltprodukt des Prohormons des BNP
NYHA	New York Heart Association
O_2	Sauerstoff
O_2-Sat.	Sauerstoffsättigung am Pulsoxymeter
OP	Operation, Operationssaal
OPCAB	Off Pump Coronary Artery Bypass
P	(transmuraler) Druck, Pressure, Wahrscheinlichkeit
p.a.	posterior-anterior
p.m.	Punctum maximum
PAP	pulmonalarterieller Druck
pAVK	periphere arterielle Verschlusskrankheit
PC	Pulmonalkapillaren
pCO_2	Kohlendioxidpartialdruck
PCWP	Pulmonary Capillary Wedge Pressure
PDA	persistierender Ductus arteriosus
pH	pondus Hydrogenii
PM	Pacemaker
pO_2	Sauerstoffpartialdruck
PRA	Panel Reactive Antibodies
PS	Pulmonalstenose
PTCA	Perkutane transluminale koronare Angioplastie
PTT	partielle Thromboplatinzeit
PVR	pulmonalvaskulärer Widerstand
PW	Hinterwand
Qp	Pulmonary Flow
Qs	Systemic Flow
r.	Radius
R.	Ramus
r.l.	rechts-links
RAAS	Renin-Angiotensin-Aldosteron-System
RAD	Ramus artrialis sinister dexter
RAS	Ramus artrialis sinister
RCA	rechte Koronararterie
RCO	Ramus coni arteriosi
RCX	Ramus circumflexus
RD	Ramus diagonalis
RHI	Rechtsherzinsuffizienz
RIVA/RIA	Ramus interventricularis anterior
RIVP/RIP	Ramus interventricularis posterior
RMD	Ramus marginalis dexter
RMS	Ramus marginalis sinister
RNAV	Ramus nodi artrioventricularis
RNS	Ramus nodi sinuartrialis dexter
RPLD	Ramus posterolateralis dexter
RPLS	Ramus posterolateralis sinister
RR	Blutdruck (Riva-Rocci)
Rr.	Rami
RSA	Ramus septalis anterior
RSB	Rechtsschenkelblock
RSP	Ramus septalis posterior
RVAD	rechtsventrikuläres Unterstützungssystem
RVD	Ramus interventricularis dexter
RVOT	Right Ventricular Outflow Tract
SAM	Systolic Anterior Motion
SIRS	Systemic Inflammatory Response Syndrome
SK	Sinusknoten
STEMI	ST-Elevated Myocardial Infarciation
SV	Schlagvolumen
SVES	supraventrikuläre Extrasystole
SVR	supraventrikuläre Rhythmusstörung
SVR	systemarterieller Widerstand
SVT	supraventrikuläre Tachykardie
TEE	transösophageale Echokardiografie
tPA	Tissue Plasminogen Activator
TPR	total peripherer Widerstand
V.	Vena
VAD	Ventricular Assist Device
VES	ventrikuläre Extrasystole
Vfib	Ventricular Fibrillation, Kammerflimmern
VHF	Vorhofflimmern
VO_2max	maximale Sauerstoffaufnahme
VR	ventrikuläre Rhythmusstörung
VSD	Ventrikelseptumdefekt
VT	ventrikuläre Tachykardie
Vv.	Venae
WHO	World Health Organization
WPW	Wolff-Parkinson-White-Syndrom
ZVD	zentraler Venendruck

INHALTSVERZEICHNIS

ALLGEMEINER TEIL

Herzchirurgisches Basiswissen

Anamnese und Diagnostik

SPEZIELLER TEIL

Herzchirurgie erworbener Pathologien

Herzchirurgie kongenitaler Pathologien

FALLBEISPIELE

ANHANG

Allgemeiner Teil

Herzchirurgisches Basiswissen

Anamnese und Diagnostik

Das Herz nimmt in seiner Entwicklung verschiedenste Formen an, die als Herzschlauch, Herzschleife und schließlich als das eigentliche, in vier Binnenräume geteilte Herz bezeichnet werden.

Fetaler Kreislauf

Die Sauerstoffanreicherung des fetalen Blutes erfolgt pränatal über die Plazenta (▸ Abb. 1.1). Diese ist Teil des großen Kreislaufs. Hier findet ein wenig effektiver Gasaustausch zwischen mütterlichem und fetalem Blut statt. Der Fetus weiß die entstehende Sauerstoffarmut auszugleichen: Die hohe Anzahl an Erythrozyten und somit an fetalem Hämoglobin, das über eine höhere Sauerstoffaffinität verfügt als das mütterliche Hämoglobin, ermöglichen es ihm, seinen notwendigen Bedarf an oxygeniertem Blut zu decken. Der postnatale Abbau des fetalen Hämoglobins ist die Ursache des nahezu physiologischen Neugeborenenikterus.

Um nicht zu viel arterielles Blut zu verbrauchen, wird die Leber im fetalen Kreislauf umgangen. Das oxygenierte Blut aus der V. umbilicalis drainiert direkt in die V. cava inferior und somit zum rechten Herz. Die V. portae hepatis wird weitestgehend umgangen. Dieser Shunt wird als Ductus venosus bezeichnet. Er spielt in der Herzchirurgie eine untergeordnete Rolle.

Weitaus wichtiger für den Herzchirurgen ist die Kenntnis des **Foramen ovale** und des **Ductus arteriosus (Botalli)**. Als Rechts-Links-Shunts dienen beide der Umgehung des fetalen Lungenkreislaufs, der pränatal keine funktionelle Bedeutung hat. Das Foramen ovale ist ein Shunt zwischen rechtem und linkem Vorhof. Der Ductus arteriosus ist ein Shunt zwischen Truncus pulmonalis und der Aorta. Sollte Blut, trotz offenem Foramen ovale, aus dem rechten Vorhof über die rechte Kammer in die Lungenarterie gelangen, kann es durch den offenen Ductus in die Aorta und somit in den großen Kreislauf fließen. Postnatal verschließt sich dieser Rechts-Links-Shunt und verkümmert beim Erwachsenen zum Lig. arteriosum (Botalli).

> **Fetales Hämoglobin** hat eine höhere Sauerstoffaffinität als **adultes Hämoglobin.**

Vorhöfe

Anfangs besteht zwischen den vier angelegten Binnenräumen, die im Frontalschnitt an ein vierblättriges Kleeblatt erinnern, noch keine Septierung (▸ Abb. 1.2). Zu diesem Zeitpunkt bezeichnet man die offene Verbindung auf Vorhofebene als **Foramen interatriale primum**. In die Öffnung wächst von kranial die primäre Scheidewand, das **Septum primum**, hinein. Das Foramen interatriale primum wird zu diesem Zeitpunkt noch nicht vollständig verschlossen. Als Shunt zwischen rechtem und linkem Vorhof entlastet es den embryonalen Lungenkreislauf. Mit weiterem kaudalen Wachstum des Septum primum wird das Foramen interatriale primum schließlich komplett verschlossen, wobei sich kranial des Septums ein neuer Shunt gebildet hat: das **Foramen interatriale secundum**, das nun den embryonalen Lungenkreislauf entlastet. Das Wachstum eines zweiten Septums ist daher notwendig: Das **Septum secundum** wächst von rechts-kranial nach kaudal. Sein Einwachsen reduziert nun wiederum das Lumen (Foramen interatriale secundum) zwischen Septum secundum und dem links-kaudal gelegenen Septum primum. Den übrig gebliebenen Shunt zwischen Septum secundum und Septum primum bezeichnet man aufgrund seiner Form als **Foramen ovale**.

Der Schluss des Foramen ovale erfolgt unmittelbar postnatal, durch eine Druckumkehr im Herzen. Die Umkehr ist Folge des ersten Atemzugs des Säuglings: Die plötzliche postnatale Hyperkapnität (die plazentare Sauerstoffunterstützung entfällt) bewirkt das Einatmen. Die Lunge entfaltet sich und erzeugt einen Unterdruck, der Blut aus dem rechten Herzen in die Lunge saugt. Mithin fällt der Druck im rechten Herzen ab. Sobald der Druck im linken Vorhof den des rechten Vorhofs übersteigt, wird das Septum primum gegen das festere Septum secundum gedrückt. Das Foramen ovale ist nun verschlossen.

Das embryonale, venöse System des Herzens besteht aus mehreren großen Venen, die beidseitig angelegt sind. Die linken Venen bilden sich im Verlauf weitgehend zurück. Rechtsseitig wachsen die beiden größten Venen in den Vorhof ein und bilden die beiden Vv. cavae. Der Sinus coronarius bildet sich als Drainage des venösen Blutes der Vasa privata in den rechten Vorhof aus. Die Pulmonalvenen hingegen werden von extrakardial in den linken Vorhof einbezogen.

Kammern

Das Foramen interventriculare wird vom Septum interventriculare, das ausgehend von der Apex cordis zwischen die beiden Ventrikel einwächst, verschlossen. Unmittelbar nachdem der linke Ventrikel Anschluss zur Aorta bekommen hat, findet die vollständige Trennung der Ventrikel statt. Dieser Rechts-Links-Shunt verschließt sich somit pränatal.

Herzklappen

Die Segelklappen des Erwachsenen bestehen aus einem muskulären Anteil, den Papillarmuskeln samt ihren fadenartigen Fortsätzen

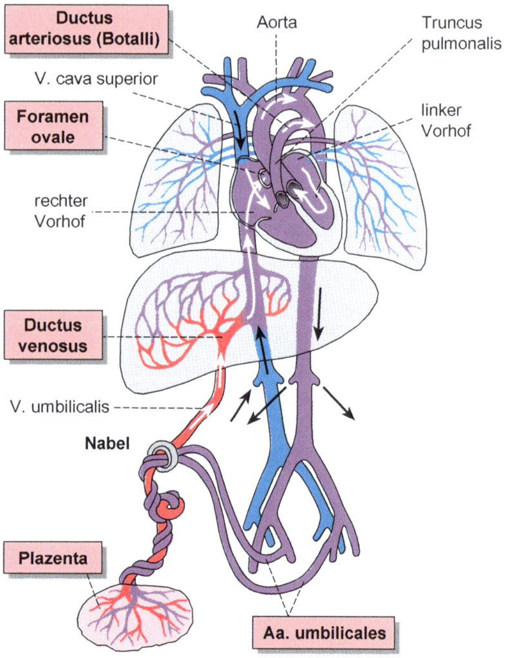

Abb. 1.1: Der fetale Kreislauf. [1]

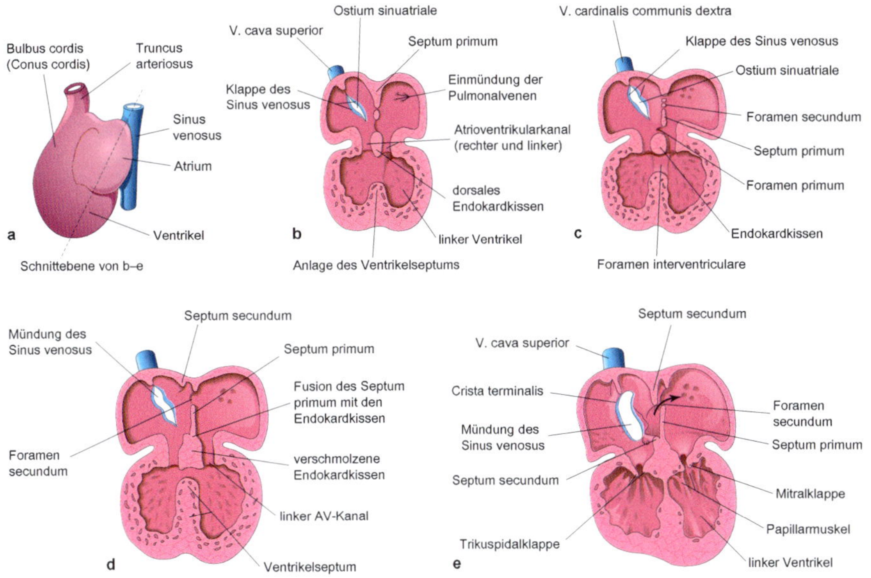

Abb. 1.2: Embryologische Anlage der vier Binnenräume. Ausbildung der Scheidewände. [2]

(Chordae tendineae) und einem weicheren bindegewebsartigen Anteil, den an den Fäden befestigten Segeln. Embryonal entwickeln sich die Muskeln aus Teilen des Myokards, die Segel aus dem Endokard, genauer den Endokardkissen. Die **Endokarditis** ist eine Erkrankung v. a. der Segel der Mitralklappe. Die entzündliche Schwellung, oft Folge eines rheumatischen Fiebers, führt zu einer, häufig nicht reversiblen Mitralstenose.
Die Taschenklappen bestehen zunächst aus vier Wölbungen aus weichem Gewebe des Endokards, die im Verlauf durch das Septum aorticopulmonale durchzogen werden. So bilden sich die drei Taschen der Pulmonal- bzw. Aortenklappe aus. Zu den kongenitalen Herzfehlern gehören v. a. Klappenstenosen. Hiervon betroffen ist zumeist die Pulmonalklappe.

Blutabfluss

Beim erwachsenen Herzen unterkreuzt die rechte A. pulmonalis, nach Abgang aus dem Truncus pulmonalis, unter der Aorta ascendens hinweg. Dieser Verlauf der großen Abflussbahnen entstammt der sich windenden Entwicklung aus den embryonalen Truncus arteriosus und Bulbus cordis. Es resultiert die Kreuzung des Blutflusses von linkem Ventrikel zur rechts gelegenen Aorta und vom rechten Ventrikel zum links liegenden Truncus pulmonalis. Diese Kenntnis ist für die Auskultation unumgänglich.

Die **Aorta ascendens** verläuft nach rechts-kranial.

Aorta

Im Anfangsstadium der Embryonalentwicklung werden sechs Schlundbogenarterien beschrieben. Die ersten beiden und die fünfte bilden sich zurück. Die dritte entwickelt sich zu einem Teil der A. carotis interna, die sechste zu Teilen der Pulmonalarterien und des Ductus arteriosus Botalli. Die vierte bildet rechtsseitig den Truncus brachiocephalicus, linksseitig den Aortenbogen aus. Um Fehlentwicklungen zu verstehen, muss man wissen, dass die Aorta zu Beginn der Entwicklung paarig angelegt ist, physiologischerweise jedoch rasch zusammenwächst. Abhängig davon, ob und wann diese Verschmelzung stattfindet, können unterschiedlichste Pathologien kongenitaler Herkunft entstehen. Diese bedürfen oftmals sofortiger, postnataler, herzchirurgischer Therapie. Nicht selten ist ein doppelter Aortenbogen, der auch klinisch stumm bleiben kann. Ebenso ist die Transposition der Aorta und des Truncus pulmonalis möglich.

- Die Rechts-Links-Shunts im fetalen Kreislauf sind das Foramen ovale und der Ductus arteriosus. Sie tragen zur Entlastung des fetalen Lungenkreislaufs bei.
- Septum primum und Septum secundum verschließen das Foramen ovale postnatal. Ursächlich ist eine Druckumkehr.
- Der Rechts-Links-Shunt der Ventrikel (Foramen interventriculare) verschließt sich pränatal.
- Häufigstes kongenitales Klappenvitium ist die Pulmonalklappenstenose.
- Die Aorta ist zunächst paarig angelegt. Ein fehlerhaftes Zusammenwachsen resultiert in kongenitalen Aortenanomalien.

ZUSAMMENFASSUNG

Perikard

Der Herzbeutel ist, ähnlich der Pleura, in einen fibrösen und einen serösen Anteil unterteilt. Der seröse Anteil lässt sich weiter in eine dem Beutel aufliegende Schicht, das parietale Blatt und eine dem Herzen einbezogene Schicht, das viszerale Blatt (**Epikard**) einteilen. Zwischen den beiden serösen Schichten findet sich wenig kapilläre Flüssigkeit. Sie dient der Reibungsminderung.
Der Herzbeutel liegt der Pleura in bestimmten Abschnitten an. In diesen seitlichen Engen verlaufen der das Perikard innervierende N. phrenicus und die das Perikard versorgende Vasa pericardiacophrenica. Der kaudal gelegene, fibröse Anteil des Perikards ist mit dem Diaphragma verwachsen.

Herz im offenen Thorax

Das Herz liegt zu zwei Drittel links der Medianebene (▶ Abb. 2.1). Es ist um seine Längsachse gegen den Uhrzeigersinn gedreht. In der Aufsicht sieht man mittig zunächst den dem Zwerchfell aufsitzenden rechten Ventrikel, der kräftigere linke Ventrikel ist nach dorsal verdreht.
Die einfachste Orientierung erfolgt anhand der großen Gefäße: Die V. cava superior bildet mit ihrer Einmündung in den rechten Vorhof die rechte Herzkontur. Die Vv. pulmonales münden in den linken Vorhof und bilden ebenso wie der links-kaudal angrenzende linke Ventrikel die linke Herzkontur. Die linke Kontur läuft in der Apex cordis aus. Diese liegt der Brustwand an, was man sich in der körperlichen Untersuchung zunutze macht (Herzspitzenstoß).

Zu beurteilen, ob ein Herz pathologisch vergrößert ist oder nicht, bedarf einiger Übung. Physiologischerweise kann man sich folgende „Faustregel" merken: Das Herz ist in der Systole so groß wie die eigene Faust.
Diese Regel trifft jedoch nicht auf Kinder zu, die ein verhältnismäßig großes Herz haben.

Bauplan des Herzens

Das Herz wird in vier Binnenräume unterteilt (▶ Abb. 2.2). Jeweils rechts und links findet sich: ein **Vorhof** (Atrium dextrum und sinistrum) und eine **Kammer** (Ventriculus dexter und sinister). Hierbei sind die Vorhöfe von den **Ventrikeln** durch Klappen getrennt. Im rechten Herzen bezeichnet man diese als Trikuspidalklappe, im linken als Mitralklappe. Weitere Klappen finden sich zu Beginn der abführenden Gefäße aus den Ventrikeln. Rechtsseitig ist dies die Pulmonalklappe, linksseitig die Aortenklappe. Die Vorhöfe beider Seiten werden untereinander durch ein Septum getrennt.
Ebenso verhält es sich bei den Ventrikeln. Auf Vorhofebene ist dies das Septum interatriale, auf Ventrikelebene das Septum interventriculare, das eine Rolle bei der Erregungsweiterleitung spielt.
In den rechten Vorhof wird über drei Gefäße venöses Blut drainiert: Von kaudal bzw. kranial über die Vv. cava superior und inferior das Blut aus der Peripherie und dem Stamm und über den Sinus coronarius das Blut aus den Vasa privata des Herzens. Eine rudimentäre Klappe an der Mündung des Sinus coronarius ist möglich. Der rechte Vorhof ist mit dem Sinusknoten und dem AV-Knoten Ur-

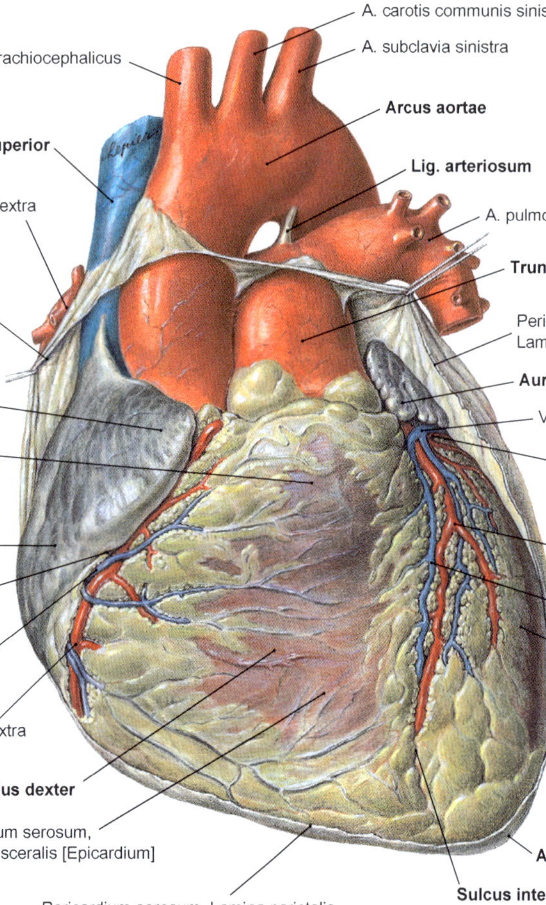

Abb. 2.1: Das Herz in seiner natürlichen Lage im Thorax. [3]

sprung des physiologischen Erregungsleitungssystems. Der linke Vorhof empfängt das in der Lunge oxygenierte Blut durch die beidseitig paarig angelegten Vv. pulmonales.
Jeder Ventrikel drainiert über die zugehörige Herzklappe in ein abführendes Gefäß. Der Truncus pulmonalis schließt sich über die Pulmonalklappe dem rechten Ventrikel, die Aorta ascendens über die Aortenklappe dem linken Ventrikel an.

Taschenklappen/Segelklappen

Die Herzklappen ermöglichen, ebenso wie die Venenklappen der Peripherie, den Blutfluss in nur eine Richtung. Dies ist ein passiver Mechanismus.

Taschenklappen Auch **Semilunarklappen** (Pulmonalklappe des Truncus pulmonalis und Aortenklappe der Aorta ascendens) genannt. Sie finden sich zu Beginn der abführenden Gefäße des Herzens. Sie bestehen aus jeweils drei Taschen, die zur Mitte hin verdickt auslaufen. Treffen die drei verdickten Enden aufeinander, so ist eine Klappe verschlossen, wie es in der Diastole der Fall ist. Als wichtige Besonderheit gelten die Abgänge der Koronararterien, die noch als Bestandteile der Aortenklappe gesehen werden. Sie befinden sich unmittelbar distal der Taschen.
Segelklappen Auch **Atrioventrikularklappen** (Trikuspidalklappe zwischen rechtem Vorhof und rechter Kammer und Mitralklappe zwischen linkem Vorhof und linker Kammer) genannt. Sie sind dreiteilig aufgebaut: Die beiden Papillarmuskeln halten als Bestandteil der Ventrikel über Sehnenfäden die eigentlichen Segel der Klappe fest. Somit ist ein Umschlagen der Segel nicht möglich und das Blut kann nur in eine Richtung strömen. Die Segelklappen sind in der Diastole geöffnet. Die Trikuspidalklappe besitzt drei, die Mitralklappe zwei Segel. Diese Segel sind als Teile des Endokards sehr flexibel. Beispielsweise schmiegen sie sich gänzlich einem Katheterdraht an und bleiben dicht.

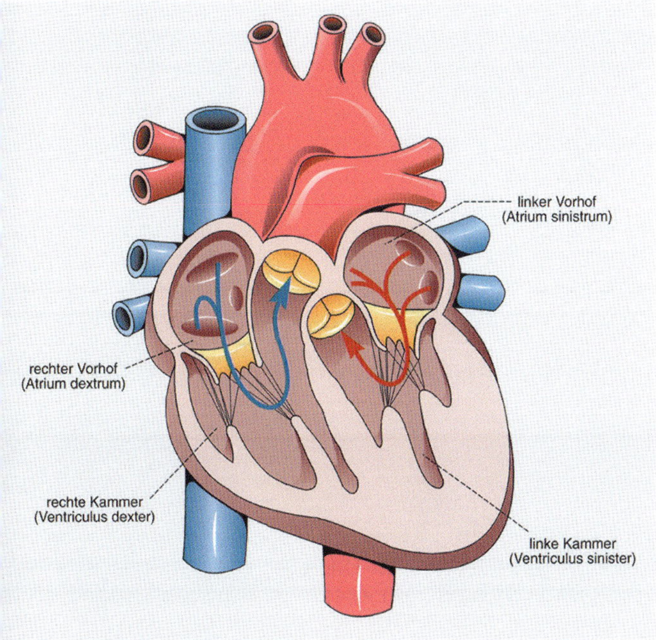

Abb. 2.2: Vier-Kammer-Ansicht des Herzens. [4]

> Die Klappenmechanik ist ein **passiver Mechanismus.**

Herzchirurgische Orientierungspunkte

Das rechte **Herzohr** (Auricula dextra) ist Teil des rechten Vorhofs und häufigster Kanülierungspunkt für die venöse Drainage im Rahmen der extrakorpolaren Zirkulation (EKZ). Das linke Herzohr als Teil des linken Vorhofs sei lediglich der Vollständigkeit halber erwähnt.
Beidseitig, an der Grenze zwischen Vorhof und Kammer, verläuft im Sulcus coronarius der jeweilige **Hauptstamm der Koronararterien.** Linksseitig wird dieser in den Sulcus interventricularis anterior fortgesetzt. In ihm verläuft der R. interventricularis anterior der linken Herzkranzarterie. Der Sulcus interventricularis posterior verläuft auf der rechten Seite als Fortsetzung des rechten Sinus coronarius und enthält den R. interventricularis posterior aus der rechten Herzkranzarterie.
Die **Apex cordis** ist der nach links-kaudal, spitz auslaufende Teil des linken Ventrikels. Für den Chirurgen ist sie v. a. in der minimalinvasiven Therapie von Klappenvitien interessant.

Gefäße im Thorax

Um den Gefäßverlauf im Thorax zu verstehen, sollte ein Lehrbuch der Anatomie zu Hilfe genommen werden. An dieser Stelle sei ein beispielhafter Verlauf des Blutes kurz erwähnt. Es beginnt und endet jeweils mit einem herzchirurgisch wichtigen Gefäß, das in der Bypass-Operation Verwendung findet: V. saphena magna → V. femoralis → V. ilica externa → V. iliaca communis → V. cava inferior → rechtes Herz → Truncus pulmonalis → Aa. pulmonales → Pulmo → Vv. pulmonales → linkes Herz → Aorta ascendens → Truncus brachiocephalicus (re) → A. subclavia → A. axillaris → A. brachialis → A. radialis. Ebenso möglich wäre es gewesen, mit folgender Reihenfolge zu enden: … → A. subclavia → A. thoracica interna.
Die **A. thoracica interna**, auch „Mammaria" genannt, ist ebenfalls ein beliebtes herzchirurgisches Gefäß. Aufgrund ihres Verlaufs (nach kaudal, parallel zum Herzen) und der Tatsache, dass sie bereits oxygeniertes Blut führt, ist folglich nur eine Anastomose, distal des verschlossenen Koronararterienasts, am Herzen notwendig. Die V. saphena magna als auch die A. radialis bedürfen zweier Anastomosen, um einen Bypass herzustellen.
Da auch die Aortendissektion in den Bereich der Herzchirurgie fällt, ist es notwendig, die Aorta von ihrem Ursprung aus dem Herzen, bis hin zu ihrer Teilung in die Iliakalgefäße, zu kennen. Die Aorta verläuft als Aorta ascendens aus dem linken Ventrikel, wird über den Aortenbogen zur Aorta descendens, um im Thorax zunächst als Aorta thoracica, im Abdomen dann als Aorta abdominalis nach kaudal in die Iliakalgefäße auszulaufen. Hierbei gibt sie auf Höhe des Aortenbogens folgende Gefäße ab: Truncus brachiocephalicus, A. carotis communis sinistra und A. subclavia sinistra.
Zuletzt sollte man noch die Topografie der Leiste mit V./A./N. femoralis vor Augen haben, da diese Region nicht selten für die Kanülierung bei der extrakorpolaren Zirkulation genutzt wird.

Histologie des Herzens

Die Histologie des Herzens ist für den Herzchirurgen von eher untergeordneter Rolle. Daher wird an dieser Stelle lediglich auf den

Wandaufbau eingegangen, der für das Verständnis von Physiologie und Pathologie hilfreich ist. Es findet sich eine Dreischichtung von außen nach innen: Epikard, Myokard, Endokard. Das **Endokard** entspricht der Tunica intima der großen Gefäße. Es ist frei von Blutgefäßen und bedarf der Blutversorgung aus den Herzbinnenräumen und aus dem Myokard. Sowohl die Taschen als auch die Segelanteile der Herzklappen sind Bestandteile des Endokards, was für das Verständnis der Endokarditis unumgänglich ist.
Die dickste Schicht des Herzens und der einzige Muskel des Körpers, der unermüdlich arbeitet kann, ist das **Myokard**. Sie ist im linken Herzen mehr als zweimal so dick wie im rechten, was durch den erhöhten Druck im linken Herzen verursacht wird. Der Zustand des Myokards ist ausschlaggebend für die Pumpleistung. Somit ist die Auswurfleistung ein Marker für dessen Beschaffenheit. Bei Sportlern, aber auch bei bestimmten Pathologien, kann das Myokard hypertrophieren. Beim Erwachsenen ändert sich dabei die Anzahl von Kapillaren und Myozyten nie, lediglich deren Größe nimmt zu. Eine ausreichende Blutversorgung ist daher evtl. nicht mehr gewährleistet, die Leistung fällt ab. Dieses Phänomen ist v. a. bei der Herzinsuffizienz zu beobachten. Auch bleibt nach jedem Myokardinfarkt eine Infarktnarbe zurück, da die Myozyten nicht nachwachsen können.
Das **Epikard** kann sowohl dem Herzen als auch dem Perikard zugewiesen werden, da es anteilig der Lamina visceralis der Tunica serosa des Herzbeutels entspricht.

Vasa privata

Die Bypassoperation ist das „täglich Brot" des Herzchirurgen, daher ist eine genaue Kenntnis der Herzkranzgefäße unabdingbar (► Abb. 2.3). Zu den Vasa privata des Herzens zählen die **Aa. coronariae** und die, zu den Aa. coronariae weitestgehend parallel verlaufenden, **Vv. cordis**. Die Koronararterien entspringen unmittelbar distal der Aortenklappe aus der Aorta ascendens und wurden daher bereits im Abschnitt „Taschenklappen/Segelklappen" angesprochen. Nachfolgend ist der Verlauf der Herzkranzgefäße beim Normalversorgungstyp beschrieben.
Zwischen Truncus pulmonalis und linkem Herzohr entspringt die **linke Koronararterie (LCA)**. Etwa 2 cm distal ihres Ursprungs teilt sie sich in den im Sulcus interventricularis anterior verlaufenden R. interventricularis anterior (LAD/RIVA) und den nach dorsal, im linken Sulcus coronarius verlaufenden R. circumflexus auf. Die weiteren abgehenden Gefäße der linken Koronararterie und des R. circumflexus unterliegen einer großen Variabilität, sind jedoch der Vollständigkeit halber in ► Tabelle 2.1 aufgeführt. Somit versorgt die linke Koronararterie folgende Herzabschnitte mit oxygeniertem Blut:

- Septum (ohne dorsale Anteile)
- rechter Ventrikel (im Raum des Sulcus interventricularis anterior)
- linker Ventrikel (ohne Sulcus interventricularis posterior)
- linker Vorhof

Die **rechte Koronararterie (RCA)** entspringt zwischen Truncus pulmonalis und rechtem Herzohr. Sie verläuft unter Abgabe variabler Äste (► Tab. 2.1) im rechten Sulcus coronarius, entlang des rechten Herzohrs, nach kaudal. Am Herzkreuz, der Bifurkation am Crux cordis, gibt sie ihren letzten großen Ast, den R. posterolateralis, ab und verläuft von dort, im Sulcus interventricualaris posterior, als R. interventricularis posterior (RIP/RIVP), nach dorsal aus. Somit versorgt die rechte Koronararterie folgende Herzabschnitte mit oxygeniertem Blut:

- Septum (dorsale Anteile)
- rechter Ventrikel (ohne Sulcus interventricularis anterior)
- linker Ventrikel (im Raum Sulcus interventricularis posterior)
- rechter Vorhof (Sinusknoten und AV-Knoten)

Die hohe Variabilität der Koronararterien bedingt individuelle Versorgungsareale. Abweichungen vom Normalversorgungstyp hin zum Linksversorgungstyp sind ebenso möglich, wie zum **Rechtsversorgungstyp**. Beim Rechtsversorgungstyp werden Bereiche des linken Ventrikels, über den Sulcus interventricularis posterior hinaus, von der rechten Koronararterie versorgt. Beim **Linksversorgungstyp** werden Bereiche des rechten Ventrikels, über den Sulcus interventricularis anterior hinaus, von der linken Koronararterie versorgt. Ebenso ist beim Linksversorgungstyp eine gänzliche Übernahme der Sauerstoffversorgung des Septums und anteilige Übernahme der Sauerstoffversorgung des rechten Vorhofs, durch

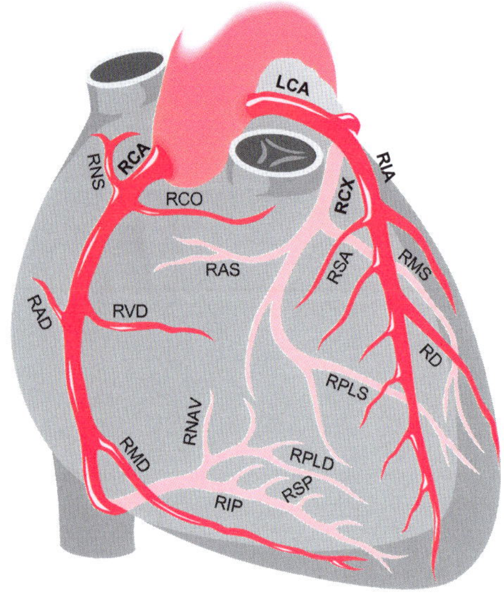

Abb. 2.3: Schemazeichnung der Koronararterien. LCA (linke Koronararterie, Arteria coronaria sinistra), RIA (R. interventricularis anterior), RD (R. diagonalis), RSA (R. septalis anterior), RCX (R. circumflexus), RMS (R. marginalis sinister), RPLS (R. posterolateralis sinister), RAS (R. artrialis sinister), RCA (rechte Koronararterie, Arteria coronaria dextra), RCO (R. coni arteriosi), RNS (R. nodi inuartrialis dexter), RAD (R. atrialis dexter), RVD (R. ventricularis dexter), RMD (R. marginalis dexter), RNAV (R. nodi artrioventricularis), RPLD (R. posterolateralis dexter), RIP (R. interventricularis posterior), RSP (R. septalis posterior). [1]

Tab. 2.1: Abgänge der Koronararterien.

Koronarterie	Abgänge
RCX	► R. marginalis sinister ► R. atrialis ► Rr. posteriores ventriculi sinistri
LAD	► Rr. laterales ► Rr. interventriculares septales
RCA proximal der Bifurkation	► R. nodi sinuatrialis (Sinusknoten)/ ► R. coni arteriosi (Conus arteriosus = proximaler Truncus pulmonalis) ► R. atrialis ► R. marginalis dexter ► R. nodi atrioventricularis (AV-Knoten)

Äste der linken Koronararterie, möglich. In diesem Fall unterliegt die Oxygenierung des gesamten Erregungsleitungssystems der linken Koronararterie.

Eine Variabilität in der Anzahl der Koronarterien ist ebenfalls möglich. Hierbei werden drei Koronarostien ebenso häufig beobachtet wie nur ein Koronarostium. Diese Anomalien können klinisch stumm verlaufen.

Abnorme Ursprünge der rechten und/oder linken Koronararterie aus dem Truncus pulmonalis, anstatt aus der Aorta, kommen ebenso vor. Auch sie können klinisch stumm bleiben. Bei diesen Anomalien scheint der pathologische Ursprung der linken Koronararterie aus dem Truncus pulmonalis schwerwiegender zu sein. Dass hierbei minderoxygeniertes Blut in der LCA geführt wird, ist weniger von Bedeutung als die Tatsache, dass, durch den mangelnden Blutdruck im venösen System der Perfusionsdruck in der linken Koronararterie herabgesetzt ist.

Diese Varianten und Anomalien bewirken, dass sich der Verschluss eines Koronarastes individuell auf die Klinik des Patienten auswirken kann.

Der Sinus coronarius sammelt das venöse Blut aus den Vv. cordis und führt es dem rechten Vorhof zu. Wie erwähnt verlaufen die Herzvenen parallel zu den beschriebenen Koronararterien und deren Ästen. Die V. cardiaca magna verläuft im Sulcus interventricularis anterior nach kranial, um anschließend im linken Sulcus coronarius, als Sinus coronarius dorsal in den rechten Vorhof auszulaufen. Hierbei entspricht ihr Verlauf dem Flussbett der LCA. Die V. cardiaca parva verläuft parallel zum R. interventricualaris posterior der RCA, im Sulcus interventricularis posterior nach kranial, um mit der V. cardiaca parva, die parallel zur RCA im Sulcus coronarius verläuft, zu anastomosieren und dann gemeinsam in den Sinus coronarius zu münden.

Ebenso müssen die sehr kleinen Vv. cardiacae minimae erwähnt werden, die venöses Blut direkt in die vier Binnenräume drainieren. Der Herzchirurg injiziert kardioplege Lösung in die Koronararterien. Die Lösung sammelt sich anschließend im venösen Blut und wird dem rechten Vorhof zugeführt. Dort kann sie abgesaugt werden. Anteilig wird die Lösung jedoch, über die Vv. cardiacae minimae, auch den anderen Binnenräumen zugeführt. Daher sollten diese Räume ebenfalls abgesaugt werden.

- Perikard: seröser und fibröser Anteil. Der seröse Anteil besteht aus parietalem Blatt und Epikard.
- Die Frontalansicht des Herzens wird vom rechten Ventrikel dominiert.
- Blutfluss am Herz: Vv. cavae → rechter Vorhof → Trikuspidalklappe → rechte Kammer → Pulmonalklappe → Lunge → linker Vorhof → Mitralklappe → linke Kammer → Aortenklappe → großer Kreislauf.
- Das rechte Herzohr dient der Kanülierung für die venöse Drainage bei extrakorporaler Zirkulation.
- Die drei typischen Bypass-Gefäße sind: V. saphena magna, A. radialis, A. thoracica interna.
- Der Wandaufbau des Herzens, von außen nach innen, lautet: Epikard, Myokard, Endokard.
- Die Koronararterien entspringen distal der Aortenklappe aus der Aorta.
- Die RCA gibt kleinere Äste ab und versorgt unter anderem die Schrittmacherzentren.
- Die LCA teilt sich in RCX und LAD und versorgt u. a. das Septum.

ZUSAMMENFASSUNG

Das schlagende Herz

Bei den folgenden Zahlenwerten handelt es sich um etwaige Angaben. Kleinere Abweichungen sind somit nicht zwingend pathologisch. Das schlagende Herz bezeichnet man als **normofrequent**, wenn es in Ruhe 70-mal/min (HF = Herzfrequenz) schlägt und als **rhythmisch**, wenn sich die einzelnen Schläge in nahezu gleichen Zeitabständen wiederholen.

Das physiologische EKG zeigt in Ruhe einen **Sinusrhythmus**. Dies bedeutet, dass die elektrische Erregung, die zur Kontraktion und somit zum Herzschlag führt, vom Sinusknoten im rechten Vorhof ausgeht. Am gesunden Herzen befördern die Ventrikel mit jedem Schlag eine gleiche, konstante Menge an Blut in die ausführenden Gefäße. Dieses Blutvolumen wird als **Schlagvolumen (SV)** bezeichnet. Der linke Ventrikel ist gegen Ende der Diastole mit 120 ml Blut gefüllt (EDV = enddiastolisches Volumen; ▶ Abb. 3.1). Das Schlagvolumen im Ruhezustand beträgt 80 ml. Das bedeutet, dass gegen Ende der Systole 40 ml **endsystolisches Volumen (ESV)** an Blut in der Kammer zurückbleiben. Um die Pumpfunktion des Herzens zu beschreiben, setzt man das SV ins Verhältnis zum EDV und erhält somit die **Auswurffraktion (EF = Ejektionsfraktion)**. Diese beträgt in Ruhe 67 %. Das **Herzminutenvolumen (HMV)** gibt das Blutvolumen an, das pro Minute vom linken Ventrikel in die ausführenden Gefäße ausgeworfen wird. Das HMV errechnet sich als Produkt aus SV und HF und ergibt hier 5.600 ml/min. Das **Herzzeitvolumen (HZV)** kann auch computergesteuert berechnet werden. Dafür müssen Lungenfunktion und Blutgashaushalt des Patienten bekannt sein. Hier erfolgt die Berechnung folgendermaßen:

$$\frac{O_2\text{-Gehalt der eingeatmeten Luft} - O_2\text{-Gehalt der ausgeatmeten Luft}}{\text{arterielle } O_2\text{-Konzentration} - \text{venöse } O_2\text{-Konzentration}}$$

Analog erfolgt die Rechnung mit den Werten des CO_2-Haushalts.

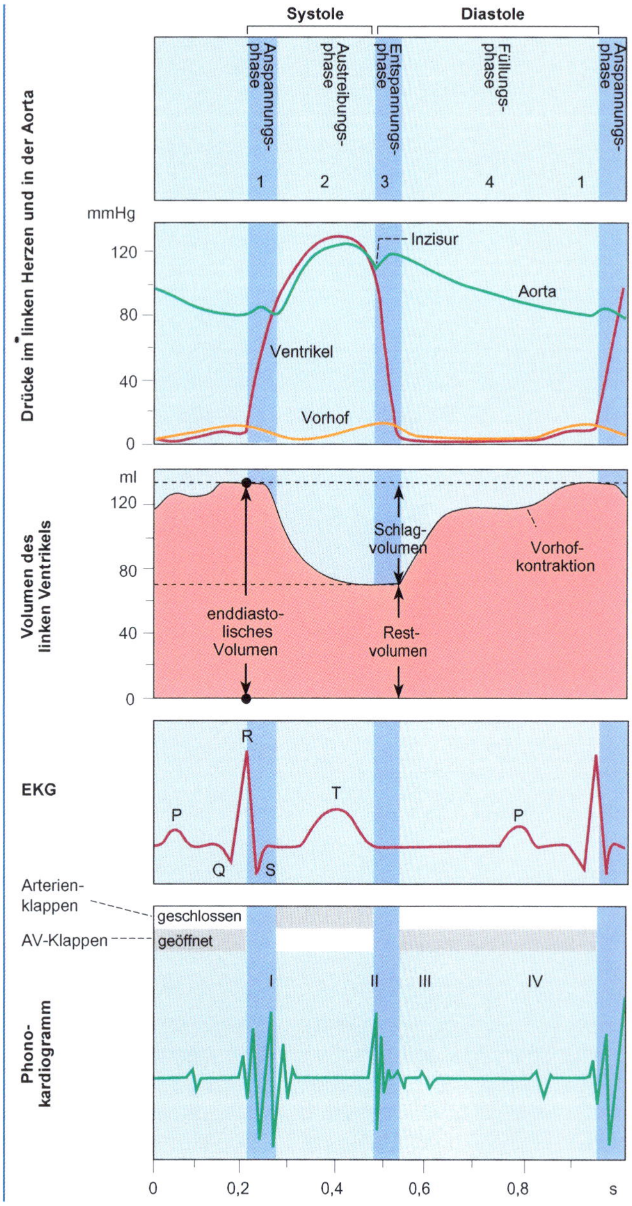

Abb. 3.1: Die Herzaktion im zeitlichen Verlauf. Es sind die Herzphasen gegen die Druckkurve des linken Ventrikels, dessen Volumenkurve, das EKG und die Herztöne aufgetragen. [1]

Vier Phasen der Herzaktion

Der Ablauf einer Herzaktion wird am Beispiel des linken Ventrikels vorgestellt. Nach mechanischen Gesichtspunkten wird ein Herzzyklus in vier Phasen unterteilt: die zur Systole gehörende isovolumetrische Anspannungsphase (I) und Austreibungsphase (II) und die zur Diastole gehörende isovolumetrische Entspannungsphase (III) und Kammerfüllungsphase (IV).

Jeder Anspannungs- und Austreibungsphase sowie jeder Entspannungs- und Füllungsphase geht eine elektrische Erregung der Ventrikel bzw. der Vorhöfe voraus. Während der isovolumetrischen Phasen findet kein Volumenaustausch zwischen Vorhöfen und Ventrikeln sowie zwischen Ventrikeln und den abführenden Gefäßen statt. Voraussetzung hierfür ist, dass die Herzklappen in diesen Phasen geschlossen sind. Da die Klappenmechanik passiv ist, erfolgt eine Klappenöffnung zu Beginn der Phase II aufgrund einer Druckerhöhung im Ventrikel bzw. eines Druckabfalls im abführenden Gefäß, zu Beginn der Phase IV aufgrund einer Druckerhöhung im Vorhof bzw. eines Druckabfalls im Ventrikel.

▶ Abbildung 3.1 zeigt eine Übersicht der Herzphasen in Zusammenhang mit der elektrischen Erregung des Herzens (EKG), des Ventrikeldrucks, der Blutvolumina des linken Ventrikels und der Herztöne. Da ein normofrequentes Herz in etwa 60- bis 80-mal/min schlägt, dauert eine gesamte Herzaktion in etwa 1 s. Im EKG entspricht die P-Welle dem abschließenden Peak der Vorhoferregung.

Phase I (isovolumetrische Anspannungsphase) Wird der Vorhof erregt, kontrahiert er und sein Druck übersteigt den des linken Ventrikels, worauf sich die Mitralklappe öffnet. Es folgt der QRS-Komplex als Zeichen der ventrikulären Erregung. Der Druck des Ventrikels übersteigt den des Vorhofs, die Mitralklappe schließt sich (erster Herzton). Phase I, die isovolumetrische Anspannungsphase, hat begonnen. Sie dauert in etwa 0,05 s. Die Aortenklappe bleibt solange geschlossen, bis die isovolumetrische Kontraktion des Myokards den Druck im linken Ventrikel über den Druck der Aorta ascendens hat steigen lassen. Dies ist bei etwa 80mmHg der Fall. (Hier wird der Verlauf der Herzaktion am linken Herzen beschrieben. Schematisch verläuft die Herzaktion des rechten Herzens identisch. Der Vollständigkeit halber muss jedoch erwähnt werden, dass die Drücke des rechten Herzens als auch des Truncus pulmonalis von den beschriebenen Drücken der linken Seite abwei-

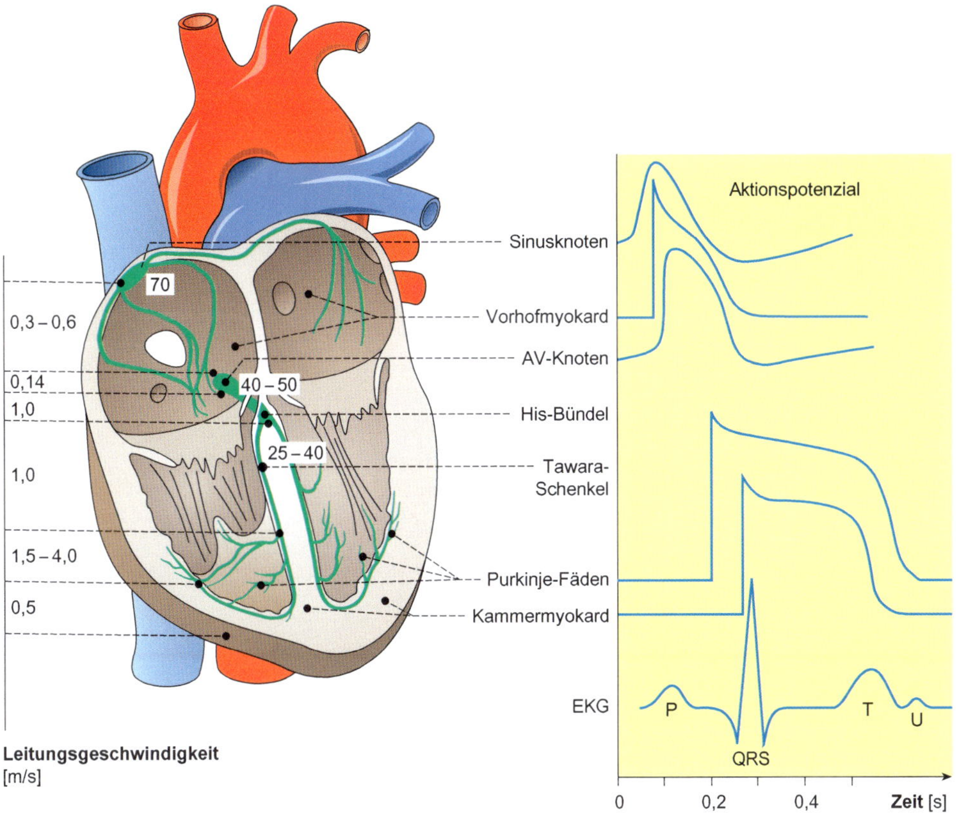

Abb. 3.2: Links: Die Erregungsausbreitung im Herzen. Rechts: Die unterschiedlichen Aktionspotenzialformen des Myokards. Die weiß hinterlegten Zahlen entsprechen der Eigenfrequenz des jeweiligen Schrittmacherzentrums. [1]

chen. Beispielsweise übersteigt der Druck des rechten Ventrikels bereits bei 10 mmHg den Druck im Truncus pulmonalis.)

Phase II (Austreibungsphase) Sie beginnt mit dem Öffnen der Aortenklappe. Hier geht die Kontraktion des Ventrikels mit einer Volumenänderung einher. Die Kontraktion beginnt an der Herzspitze und arbeitet sich zur Herzbasis, dem linksventrikulären Ausflusstrakt, vor. Hierbei verschiebt sich die Ventilebene zur Herzspitze. So wird eine Sogwirkung auf das periphere und pulmonale Blut ausgeübt. Folglich wird dieses Blut in die Vorhöfe gesaugt. Gleichzeitig strömt das Schlagvolumen aus dem linken Ventrikel in die Aorta. Phase II dauert in etwa 0,2–0,3 s, wobei 90 % des Schlagvolumens bereits in den ersten 0,15 s ausgeworfen wird. Nach etwa dieser Zeit zeigt das EKG die T-Welle. Sie spiegelt die Erregungsrückbildung des Ventrikels wider. Folglich sinkt der Druck im Ventrikel. Beendet wird Phase II, wenn der Druck in der Aorta den Druck des linken Ventrikels übersteigt. Darauf schließt sich die Aortenklappe (zweiter Herzton).

Phase III (isovolumetrische Entspannungsphase) Der Ventrikel ist mit dem endsystolischen Volumen gefüllt. Es kommt zu einer isovolumetrischen Erschlaffung (Druckabfall). Die Vorhöfe sind mit Blut gefüllt. Vom Sinusknoten geht eine neue Erregungswelle aus, die zunächst die Vorhöfe erreicht. Der Ventrikel erschlafft derart, dass der Druck im Vorhof kurzzeitig den Druck des Ventrikels übersteigt. Folglich öffnet sich die Mitralklappe und Phase III ist beendet. Sie dauert in etwa 0,06 s.

Phase IV (Füllungsphase) Das Blut strömt aus dem Vorhof in den Ventrikel. Die eigentliche Vorhofkontraktion tritt verzögert ein. Das letzte Auspressen des Blutes wird im EKG anhand der P-Welle sichtbar. Diesen Zeitspielraum, bis zur Vorhofkontraktion, nutzt das Herz bei erhöhter Herzfrequenz. Hier wird, durch eine vorzeitige Vorhofkontraktion, die Füllungsphase und somit die Diastole verkürzt. In Ruhe beruht die treibende Kraft zur Ventrikelfüllung auf einer Sogwirkung. Hierzu verschiebt sich die Ventilebene nach kranial. Wenn der Druck im Ventrikel den Druck des Vorhofs übersteigt, schließt die Mitralklappe und Phase IV ist beendet. Sie dauerte in etwa 0,5 s.

Erregungsleitungssystem (ELS)

Das Herz ist ein muskuläres Organ. Der Herzmuskel ist zweigeteilt: Einige Muskelfasern sind in der Lage, Erregung zu erzeugen, andere Muskelfasern können Erregung lediglich empfangen und weiterleiten. Die Herzaktivität verläuft autonom, dennoch ist sie durch äußere Faktoren beeinflussbar. Das „Alles-oder-Nichts"-Prinzip des Aktionspotenzials (AP) von Nervenzellen ist auf das physiologisch arbeitende Herz übertragbar (► Abb. 3.2). Ein Reiz führt entweder zu einer vollständigen Kontraktion des Muskels oder zu gar keiner. Die Weiterleitung des elektrischen Impulses bedarf spezieller Kontakte zwischen den Muskelzellen des Herzens. Diese nennt man Gap Junctions. Ihre Untereinheit bilden die Connexone. Diese Ionenkanäle befinden sich zwischen benachbarten Plasmamembranen zweier Myozyten. Ein Kationenstrom durch die Connexone in Richtung Postsynapse erzeugt dort ein Aktionspotenzial.

Sinusknoten (SK) Physiologischerweise ist der Sinusknoten, der basal im rechten Vorhof lokalisiert ist, der Ursprung der Erregung und somit Schrittmacher des Sinusrhythmus (60–100 B/min). Dabei unterliegt der Ablauf eines Aktionspotenzials im Sinusknoten einigen Besonderheiten: Hier kommt es, nach erfolgter Repolarisation, nicht zur Ausbildung eines echten Ruhepotenzials. Die Repolarisation bewirkt stattdessen ein negatives Potenzial von etwa – 75 mV. Diese Hyperpolarisation führt zur Öffnung von HCN-Kanälen (unspezifische Kationenkanäle). Durch sie strömen Kationen in die Zelle ein, worauf sich das Potenzial langsam, aber stetig dem Schwellenpotenzial von –40 mV nähert. Ist es erreicht, erhöht sich die Leitfähigkeit der Zellmembran für Ca^{2+}-Ionen. Es resultiert ein Ca^{2+}-Einstrom und die schnelle Aufstrichphase eines neuen Aktionspotenzials. Ist ein positives Potenzial erreicht, steigt die Leitfähigkeit für K^+-Ionen. Folglich strömen diese aus der Zelle aus und führen eine erneute Repolarisation herbei.

AV-Knoten (AVK) Ähnlich verläuft das Aktionspotenzial des apikal, septumnah im rechten Vorhof gelegenen AV-Knoten. Dieser ist im ELS dem Sinusknooten nachgeschaltet. Nicht selten, auch physiologischerweise, kann dieser zum primären Schrittmacher (40–60 B/min) werden. Die Erregung passiert den AV-Knoten und läuft anschließend über das basal im Septum gelegene His-Bündel, über die das Septum interventriculare von basal nach apikal durchziehenden drei Tawara-Schenkel (linksseitig doppelt angelegt), in den Purkinje-Fasern von apikal nach basal und von endokardial nach epikardial aus. Auch in diesen Teilen des ELS findet sich eine mögliche Eigenfrequenz. Diese beträgt 20–40 B/min.

Kammermyokard Das Aktionspotenzial des Kammermyokards unterscheidet sich unwesentlich vom Aktionspotenzial eines Neurons. Der schnellen Aufstrichphase folgen die Repolarisation und ein echtes Ruhepotenzial. Der schnelle Aufstrich wird durch einen, von spannungsabhängigen Na^+-Kanälen abhängigen Na^+-Einstrom erwirkt. Eine wichtige Besonderheit des Aktionspotenzials im Kammermyokard ist die sogenannte **Plateauphase**. Diese erhöht die Dauer des Aktionspotenzials. Nach Beendigung der Aufstrichphase und Schließen der Na^+-Kanäle bewirkt die Öffnung von langsamen Ca^{2+}-Kanälen eine verzögerte Repolarisation. Die Repolarisation ist zudem standardgemäß K^+-abhängig. Die Masse des Kammermyokards macht die Plateauphasen notwendig. Die Vielzahl an Myozyten wird nicht zeitgleich von der Erregung erfasst. Wie beschrieben, breitet sich das elektrische Signal und somit die Aktionspotenzial-Welle von apikal nach basal bzw. von endokardial nach epikardial aus. Die Plateauphase bewirkt, dass sich zu der Zeit, in der die Aktionspotenzialwelle basale Bereiche durchläuft, die apikalen Bereiche des Ventrikelmyokards in der Refraktärzeit befinden. Somit wird ein Reentry-Mechanismus vermieden, der zu ventrikulären Tachykardien führen könnte.

Die Plateauphase unterliegt dem **Prinzip der elektromechanischen Koppelung**: Je mehr Ca^{2+} intrazellulär zur Verfügung steht, desto kräftiger verläuft die Kontraktion des Ventrikels. Nach einem Na^+-abhängigen Aufstrich kommt es also nicht unmittelbar zur Repolarisation. Vielmehr werden, durch das positive Potenzial, L-Typ Ca^{2+}-Kanäle geöffnet. Folglich strömen Ca^{2+}-Ionen von extrazellulär nach intrazellulär. Intrazellulär befinden sich, innerhalb der Membran des sarkoplasmatischen Retikulums, die sogenannten Ryanodin-Rezeptoren. Diese Ionenkanäle werden durch hohe zytosolische Ca^{2+}-Konzentrationen geöffnet. Über die Ryanodin-Rezeptoren wird der Ca^{2+}-Speicher des sarkoplasmatischen Retikulums in das Zytosol entleert. Folglich steigt die Ca^{2+}-Konzentration im Zytosol weiter an. Ca^{2+}-Ionen binden hierauf vermehrt das für die Myokardkontraktion notwendige Troponin C.

Kontraktionsende Auch die Beendigung der Kontraktion ist Ca^{2+}-abhängig. Zunächst wird Ca^{2+} primär aktiv, über eine Ca^{2+}-ATPase, die in der Membran des sarkoplasmatischen Retikulums lokalisiert ist, in das Lumen des sarkoplasmatische Retikulum gepumpt. Zusätzlich besteht ein sekundär-aktiver Ca^{2+}-Abtransport. Die Na^+/K^+-ATPase der Zellmembran pumpt drei Na^+-Ionen gegen zwei K^+-Ionen aus dem Zytosol nach extrazellulär. Der entstehende Na^+-Konzentrationsgradient fungiert als Antrieb für einen Na^+/Ca^{2+}-Antiporter. Dieser befindet sich ebenfalls in der Zellmembran und holt die drei ausgeschleusten Na^+-Ionen gegen ein Ca^{2+} wieder ins Zytosol zurück. Folglich sinkt die Ca^{2+}-Konzentration im Zytosol ab und die Kontraktion lässt nach. Nachfolgend kommt es zur standardmäßigen K^+-abhängigen Repolarisation.

> Die schnelle Aufstrichphase im Sinus- und im AV-Knoten ist Ca^{2+}-abhängig. Die schnelle Aufstrichphase im Myokard ist Na^+-abhängig.

Innervation

Die Herzaktion wird über das vegetative Nervensystem modifiziert

Sympathikus Er innerviert Vorhof und Ventrikel mit folgender Wirkung:

- positiv chronotrop (HF ↑)
- positiv dromotrop (AV-Überleitungsgeschwindigkeit ↑)
- positiv inotrop (Kraft ↑)
- positiv bathmotrop (Reizschwelle ↓)
- positiv lusitrop (Relaxationsgeschwindigkeit ↑)

Der Sympathikus entspringt dem thorakalen Seitenhorn. Er wird im Grenzstrang, mittels eines nikotinergen Acetylcholinrezeptors, auf das zweite Neuron umgeschaltet. Er erreicht das Herz über seine Endäste, die Nn. cardiaci. Am Herz wirkt er an β_1-Rezeptoren mit dem Neurotransmitter Noradrenalin (NOR). Die β_1-Rezeptoren sind G-Protein gekoppelte Rezeptoren mit stimulierender Nachwirkung. Nach Stimulation der Rezeptoren wird die Adenylatzyklase aktiviert. Dies führt zu einer intrazellulären cAMP-Erhöhung, was wiederum die Proteinkinase A aktiviert. Diese posphoryliert Ca^{2+}-Kanäle der Zellmembran, was deren Öffnungswahrscheinlichkeit erhöht. Die Depolarisation des Aktionspotenzials in Sinus- und im AV-Knoten ist Ca^{2+}-abhängig. Dies erklärt die positiv chronotrope und positiv dromotrope Wirkung des Sympathikus. Das Schwellenpotenzial wird schneller erreicht. Ebenso wird die Aufstrichphase steiler und schneller. Auch das HMV steigt an (HMV = SV × HF). Die positiv chrontrope Wirkung wird v. a. durch die Abnahme der Diastolendauer erreicht. Die positiv dromotrope Wirkung zeigt sich im EKG durch eine verkürzte PQ-Zeit.

Es existiert zudem ein positiv inotroper Mechanismus des Sympathikus: Die beschriebene cAMP-Erhöhung fördert zusätzlich die Ca^{2+}-ATPase in der Membran des sarkoplasmatischen Retikulums. Folglich lädt sich der dortige Ca^{2+}-Speicher schneller auf und weniger Ca^{2+} entweicht über die Zellmembran nach extrazellulär. Zum nächsten Herzzyklus kann mehr Ca^{2+} in das Zytosol entladen werden.

Zusätzlich hat der Sympathikus eine fördernde Wirkung auf die Koronardurchblutung. Zunächst erscheint dies paradox, da der Sympathikus die Diastolendauer verkürzt. Es wird vermutet, dass die blutdrucksteigernde Wirkung des Sympathikus überwiegt.

Parasympathikus Er hat ausschließlich Einfluss auf den Vorhof. Seine Wirkung:

- negativ chronotrop
- negativ dromotrop

Mittels des Neurotransmitters Acetylcholin wird der Parasympathikus auf das zweite Neuron umgeschaltet. Die zuständigen Rezeptoren sind nikotinerge Acetylcholin-Rezeptoren des N. vagus. Die Umschaltung erfolgt organnah. Über die Endäste des N. vagus, die Rr. cardiaci, versorgt der Parasympathikus Sinus- und AV-Knoten. Als Neurotransmitter fungiert erneut Acetylcholin, als Rezeptoren muskarinerge Acetylcholinrezeptoren.

Auch hier ist der Wirkmechanismus zweigeteilt: Der muskarinerge Acetylcholinrezeptor ist G-Protein-gekoppelt mit inhibitorischer Nachwirkung. Eine inhibitorische Kaskade führt zur Erniedrigung der intrazellulären cAMP-Kozentration. Folglich sinkt die Öffnungswahrscheinlichkeit der Ca^{2+}-Kanäle. Jedoch wirkt der Parasympathikus auch an acetylcholinabhängigen K^+-Kanälen, die sich an den Schrittmacherzentren des Vorhofs befinden und nach Andocken des Transmitters geöffnet werden. Folglich entweicht K^+ aus der Zelle und das Potenzial der Zelle wird negativer. Dies erschwert die Auslösung eines neuen Aktionspotenzials.

> Der Sympathikus wirkt am Herz mit dem Neurotransmitter NOR über β_1-Rezeptoren. Der Parasympathikus wirkt am Herz mit dem Neurotransmitter Acetylcholin.

Arbeitsdiagramm

Der Ventrikel leistet Arbeit. 1 % dieser Arbeit führt zur Beschleunigung des Blutes (Beschleunigungsarbeit), 99 % der Arbeit bewirken den Druckaufbau und somit den Auswurf des Blutes (Druck-Volumen-Arbeit).

Druck-Volumen-Arbeit

▸ Abbildung 3.3 zeigt das Druck-Volumen- bzw. das Arbeitsdiagramm des linken Ventrikels (AD). Es besteht ein Zusammenhang zwischen der Dehnung einer Muskelfaser und ihrer Krafterzeugung. Dieses Gesetz aus der Neurophysiologie lässt sich auf das Herz übertragen. Das Herz wird durch das Füllungsvolumen gedehnt. Die Kraft entspricht dem vom Ventrikel erzeugten Druck. Auf der Abszisse des linken Ventrikels ist das Blutvolumen des Ventrikels aufgetragen. Die Ordinate zeigt seinen Druck. Beide Parameter ändern sich während der Herzaktion.

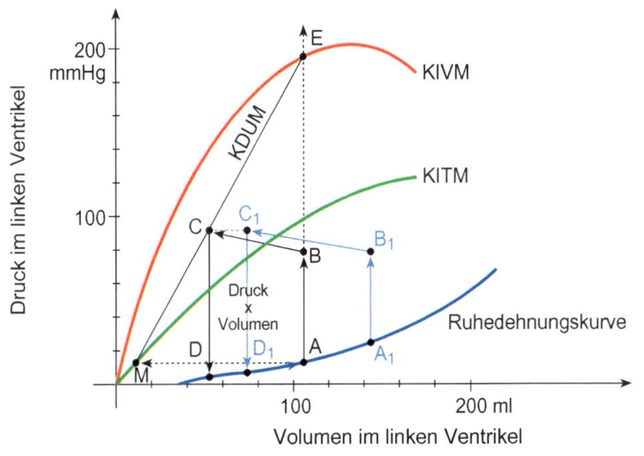

Abb. 3.3: Arbeitsdiagramm. D: Beginn der Diastole; der Ventrikel führt das ESV. [DA]: Füllungsphase. A: Beginn der isovolumetrischen Anspannungsphase; der Ventrikel führt das EDV. [AB]: isovolumetrische Anspannungsphase. B: Öffnung der Aortenklappe und Beginn der Austreibungsphase. [BC]: Austreibungsphase. C: Schluss der Aortenklappe; der Ventrikel führt das ESV. [CD]: isovolumetrische Erschlaffungsphase.
Arbeit: Die eigentliche, in der Systole geleistete Arbeit des linken Ventrikels entspricht der Fläche unter A-B-C-D (Druck × Volumen). KIVM: Kurve der isovolumetrischen Maxima. KITM: Kurve der isotonischen Maxima. KDUM: „Kurve" der Unterstützungsmaxima. A_1-B_1-C_1-D_1: Erhöhung der Vorlast. [5]

Zunächst denkt man sich den Ventrikel wie einen Luftballon, also eine tote Materie. Diese kann nicht mit einer Kontraktion reagieren. Füllt man nun den Ventrikel bzw. den Luftballon mit Blut bzw. Luft, so entsteht ein Druck innerhalb des Hohlorgans. Die resultierenden Druck-Volumen-Änderungen werden im AD als Ruhedehnungskurve aufgetragen. Auf der Ruhedehnungskurve liegen die Punkte D (ESV) und A (EDV).

Nun denkt man sich den Ventrikel als vitale Materie. Füllt man diesen Ventrikel mit vorgegebenen Volumina und misst die dabei vom Ventrikel maximal erzeugten Drücke, so erhält man die Kurve der **isovolumetrischen Maxima (KIVM)**. Der Ventrikel kann während der Messung kein Volumen abgeben.

Erneut denkt man sich den Ventrikel als vitale Materie. Füllt man diesen Ventrikel mit vorgegebenen Volumina und steuert dabei die Volumenabgabe des Ventrikels derart, dass das maximale Volumen mit einem konstanten Druck ausgeworfen wird, so erhält man die Kurve der **isotonischen Maxima (KITM)**.

Eine Gerade in vertikaler Richtung, ausgehend von A, entspricht der isovolumetrischen Anspannungsphase ([AB]). Die Gerade schneidet die KIVM in Punkt E. Der Schnittpunkt entspricht dem maximalen Druck bei konstantem Volumen. Jedoch ist der Druck in der Aorta kleiner als dieser maximale Druck. Somit öffnet sich die Aortenklappe verfrüht und Volumen strömt aus dem Ventrikel. Punkt B gibt den zugehörigen Druckwert an.

Eine Gerade in horizontaler Richtung, ausgehend von A, schneidet die KITM in Punkt M. Punkt M ist das zum EDV passende isotonische Maximum.

Nun zieht man eine Gerade durch die Punkte E und M. Die Gerade entspricht der „Kurve" der **Unterstützungsmaxima (KDUM)**. Punkt D geht die isovolumetrische Entspannungsphase voraus. In dieser Phase verändert sich das Ventrikelvolumen nicht. Somit kann man eine Gerade, ausgehend von D, in vertikaler Richtung ziehen. Die Gerade schneidet die KDUM im Punkt C. Punkt C entspricht in etwa dem Schluss der Aortenklappe und somit dem Ende der Austreibungsphase. Eine geradlinige Verbindung der Punkte A → B → C → D und die Verbindung der Punkte D → A mittels der Ruhedehnungskurve liefert das fertige AD.

Auswirkungen auf das Arbeitsdiagramm (Erhöhung der Vorlast bzw. der Nachlast)

Vorlast und Nachlast Die Vorlast kann vereinfacht mit dem EDV gleichgesetzt werden. Die Nachlast kann vereinfacht mit dem Druck in der Aorta ascendens gleichgesetzt werden. Das Herz ist in der Lage, sich an Volumenänderungen und Blutdruckänderungen anzupassen und das Schlagvolumen konstant zu halten.

Bei Oberkörper-Tieflagerung erhöht sich die Vorlast. Der Punkt A wird, dem Verlauf der Ruhedehnungskurve folgend, nach rechts oben verlagert (A_1). Somit steigen das EDV, also die Vordehnung, das Schlagvolumen und der Anfangsdruck der isovolumetrischen Anspannungsphase. Das höhere Schlagvolumen kann im Normalfall nicht die gesamte erhöhte Vorlast ausgleichen. Somit ist am Ende der Auswurfphase das ESV erhöht. Folglich wird Punkt D, dem Verlauf der Ruhedehnungskurve folgend, nach rechts oben

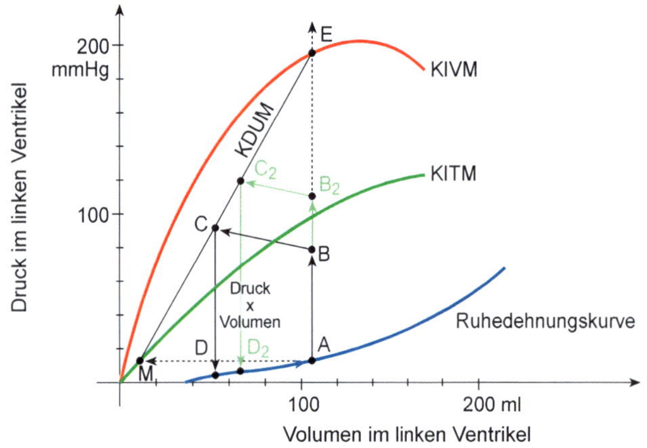

Abb. 3.4: Arbeitsdiagramm – Frank-Starling-Mechanismus. D: Beginn der Diastole; der Ventrikel führt das ESV. [DA]: Füllungsphase. A: Beginn der isovolumetrischen Anspannungsphase; der Ventrikel führt das EDV. [AB]: isovolumetrische Anspannungsphase. B: Öffnung der Aortenklappe und Beginn der Austreibungsphase. [BC]: Austreibungsphase. C: Schluss der Aortenklappe; der Ventrikel führt das ESV. [CD]: isovolumetrische Erschlaffungsphase.
Arbeit: Die eigentliche, in der Systole geleistete Arbeit des linken Ventrikels entspricht der Fläche unter A-B-C-D (Druck × Volumen). KIVM: Kurve der isovolumetrischen Maxima. KITM: Kurve der isotonischen Maxima. KDUM: „Kurve" der Unterstützungsmaxima. A-B_2-C_2-D_2: Erhöhung der Nachlast. [5]

verlagert (D_1). Die Druckwerte, an denen sich die Aortenklappe öffnet (Nachlast) und schließt, bleiben unverändert. Eine vertikale Gerade von A_1 bzw. D_1 ausgehend, liefert die Punkte B_1 und C_1. Die Verbindung der Punkte A_1-B_1-C_1-D_1 ergibt das neue AD. Die vom Ventrikel geleistete systolische Druck-Volumen-Arbeit hat sich erhöht.
Erhöht sich der Druck in der Peripherie, erhöhen sich der Druck in der Aorta ascendens und somit die Nachlast (▸ Abb. 3.4). Die Aortenklappe öffnet gegen einen erhöhten Druck und somit verspätet. Dies führt zu einer Verlängerung der isovolumetrischen Anspannungsphase ($B \rightarrow B_2$). Der Ventrikel kann, aufgrund der erhöhten Nachlast, nur ein geringes Schlagvolumen auswerfen. Die Aortenklappe schließt verfrüht. Es verbleibt ein erhöhtes ESV im Ventrikel ($C \rightarrow C_1$). Die Verbindung der Punkte A-B_2-C_2-D_2 ergibt das neue AD. Die vom Ventrikel geleistete systolische Druck-Volumen-Arbeit hat sich nicht erhöht.
Frank-Starling-Mechanismus Ein erhöhtes ESV bedingt ein erhöhtes EDV. Es resultiert der beschriebene Ausgleichmechanismus des Herzens bei vermehrter Vordehnung. Das Schlagvolumen wird erhöht und an den Ausgangswert angepasst. Die systolische Druck-Volumen-Arbeit steigt an. Die Fähigkeit des Herzmuskels, der Vordehnung seiner Muskelfasern, eine erhöhte Schlagkraft folgen zu lassen und somit ein konstantes Schlagvolumen zu gewährleisten, bezeichnet man als Frank-Starling-Mechanismus.

Endokrinologie

Es existieren zwei Arten von sensiblen Zellen im Myokard: Die einen registrieren die Wandspannung bei aktiver Kontraktion, die anderen die Dehnung des Myokards bei passiver Füllung. Die Zellen vermitteln kardiale Reflexe. Bei exsikkierten Patienten ist das Blutvolumen vermindert. Die Füllung des Herzens nimmt ab. Die sensiblen Zellen des Vorhofs registrieren eine verminderte Dehnung des Myokards. Über einen Regelkreis wird der Neurohypophyse vermittelt vermehrt antidiuretisches Hormon (ADH) ins Blut abzugeben. Folglich wird Na^+ und H_2O in der Niere reteniert. Das Blutvolumen nimmt zu. Diesen Reflex bezeichnet man als **Gauer-Henry-Reflex**.
Wird der Vorhof durch ein übermäßiges Blutvolumen gedehnt, geben die Myozyten vermehrt atrialen natriuretischen Faktor (ANF) in das Blut ab. Als Folge nehmen in der Niere Na^+- und H_2O-Ausscheidung zu und das Blutvolumen sinkt.
Zurzeit wird eine negative Wirkung der sensiblen Vorhofzellen, bei übermäßiger Dehnung, auf den Sympathikus, zugunsten des Parasympathikus, diskutiert.

- Das Schlagvolumen ist definiert als die Differenz von enddiastolischem und endsystolischem Volumen (SV = EDV – ESV). Es beträgt in Ruhe etwa 80 ml.
- Das Schlagvolumen liefert zwei weitere wichtige Funktionsparameter: Die Ejektionsfraktion ist definiert als der Quotient aus Schlagvolumen zu enddiastolischem Volumen (EF = SV/EDV). Sie beträgt in Ruhe in etwa 67 %. Das Herzminutenvolumen ist definiert als das Produkt aus Schlagvolumen und Herzfrequenz (HMV = SV × HF). Es beträgt in Ruhe in etwa 5.600 ml/min.
- Die vier Phasen der Herzaktion sind: isovolumetrische Anspannungsphase (I), Austreibungsphase (II), isovolumetrische Entspannungsphase (III) und Füllungsphase (IV).
- Das Schrittmacherzentrum des Sinusrhythmus ist der Sinusknoten. Er hat eine Eigenfrequenz von 60–80 B/min.
- Die Plateauphase des Myokards ist Ca^{2+}-abhängig.
- Hohe Ca^{2+}-Konzentrationen im Zytosol der Myozyten erhöhen die Kontraktilität des Myokards.
- Der Sympathikus wirkt am Vorhof und am Ventrikel positiv chronotrop, dromotrop bathmotrop, lusitrop und inotrop.
- Der Parasympathikus wirkt am Vorhof negativ chronotrop und dromotrop.
- Die Herzarbeit ergibt sich aus der Fläche des Arbeitsdiagramms.
- Die Vorlast entspricht dem EDV. Bei Erhöhung der Vorlast steigt das Schlagvolumen.
- Die Nachlast entspricht dem Druck in der Aorta. Bei Erhöhung der Nachlast sinkt das Schlagvolumen zunächst ab und wird nachfolgend über den Frank-Starling-Mechanismus kompensiert.
- Eine Vorhofdehnung führt zur ANF-Erhöhung im Blut. Hierauf scheidet die Niere vermehrt aus und das Blutvolumen sinkt.

ZUSAMMENFASSUNG

4 Herzchirurgische Instrumente und Materialien

Die wichtigsten Instrumente und Materialien zeigt ▶ Abbildung 4.1.

Die meisten herzchirurgischen Eingriffe werden über eine mediane Sternotomie durchgeführt. Benötigte Materialien hierfür sind:

- Skalpell
- Stichsäge (bei Reoperation oszillierende Säge)
- evtl. Knochenwachs zur Blutstillung am Sternum
- resorbierbare Ligaturen zur Thymusresektion (2–0 vicryl)
- 4–6 Perikardhochnähte (nicht resorbierbar)
- Thoraxsperrer
- spezielle Retraktoren zur Präparation der A. thoracica interna, welche die entsprechende Thoraxwand anheben
- Titanclips zur Sicherung der Seitenäste der A. thoracica interna

Materialien für den Anschluss an die extrakorporale Zirkulation

- Tabaksbeutelnähte zur Kanülierung (nicht resorbierbar z. B. 3–0 Prolene)
- eine arterielle (18–22 mm Durchmesser) und eine (28–32 mm) oder zwei (24–26 mm) venöse Kanülen
- Gummitourniquets zur Sicherung der Kanülen
- Ligaturen zur Fixierung der Tourniquets an den Kanülen
- Needle-Vent bei Injektion der kardioplegischen Lösung über die Aortenwurzel (bei Bypassoperationen) bzw. konventionelle Ventkanüle zur Entlastung des linken Ventrikels bei Klappenoperationen
- Aortenklemme (gerade oder gewinkelt)

Spezielles Equipment

- Lupenbrille mit 2,4- bis 4,5-facher Vergrößerung
- Stirnlampe
- Schocklöffel zur internen Defibrillation
- Fibrillationskabel zur Induktion von Kammerflimmern

Materialien für Bypassoperationen

- Beavermesser zur Präparation
- Mikromesser 15° zur Stichinzision
- Federschere vorwärts 45°- bis 60°-Winkel
- Federschere rückwärts 120°-Winkel
- Metall- oder Teflonsonden (Durchmesser 1,0–2,5 mm)
- Bulldogklemmen (gerade oder gebogen)
- Knopfkanülen (Durchmesser 1,2 mm und 2 mm)
- evtl. Dissektoren
- atraumatische Pinzetten (20 und 24 cm)
- feine Pinzette mit Mikroring (Ringöffnung 0,5 mm)
- McIndoe-Pinzette
- gerade Venenschere nach Joseph
- Koronar-Federnadelhalter
- Aortenstanze (Durchmesser 4 und 5 mm)
- Aorten-Anastomosenausklemmer nach Lambert-Kay und DeBakey

Equipment für OPCAB-Techniken

- Warmtouch Wärmematrazen zur Verhinderung der Auskühlung des Patienten
- Stabilisationssysteme (Starfish, Saugglocke, OPCAB-Stabilisatoren)
- CO_2-Blower zur Blutfreiheit des Operationsfelds
- intraluminaler oder aortokoronarer Shunt zur Koronarperfusion und Ischämiereduktion
- Gumminähte zur proximalen und distalen Koronaranschlingung
- tiefe Perikardnähte zur optimalen Exposition
- epikardiale Schrittmacherdrähte bei Manipulation an der RCA (Gefahren eines AV-Blocks)
- Bei MIDCAB-Verfahren (anterolaterale Thorakotomie) benötigt man spezielle Thoraxsperrer.

Nahtmaterial (Bypass)

- 7–0 Prolene doppelt armiert für koronar-venöse Anastomosen
- 8–0 Prolene doppelt armiert für koronar-arterielle (A. thoracica interna oder A. radialis) Anastomosen
- 6–0 Prolene doppelt armiert für proximale Venenanastomosen an der partiell abgeklemmten Aorta
- 4–0 oder 3–0 Prolene zur Übernähung der Kanülierungsstellen

Saphenektomie

- 5–0 Prolene Durchstechungsnaht oder Titanclips zur Ligation der Seitenäste
- schichtweiser Wundverschluss mittels resorbierbaren 2–0 Dexonnähten
- intrakutane Hautnaht mittels resorbierbaren 3–0 Dexon oder 4–0 Biosyn monofil
- alternativ endoskopische Entnahme mittels speziellem Zubehör

Materialien zum Aortenklappenersatz- und rekonstruktion

Die Wahl der entsprechenden Prothese hängt ab vom Alter des Patienten, Akzeptanz bzw. bestehenden Kontraindikationen zu einer lebenslangen Antikoagulation bei mechanischen Klappen (z. B. problematisch bei Frauen mit Kinderwunsch, sowie Berufen oder sportlicher Betätigung mit hohem Verletzungspotenzial).

Mechanische Klappen

Die sogenannten Doppelflügelklappen, welche die früheren Kugel- und Kippscheibenprothesen vollständig abgelöst haben, bestehen zum Großteil aus Karbon und sind somit zumindest theoretisch 200 Jahre haltbar. Damit sich am künstlichen Material keine Thromben bilden, ist eine lebenslange Antikoagulation mit Marcumar zwingend. Je nach Klappenposition (Aorten-, Mitral-, Trikuspidal-) sind dabei unterschiedliche INR-Werte anzustreben. Der Klappenschluss ist gelegentlich hörbar, was von manchen Patienten als störend empfunden werden kann. Sowohl bei mechanischen als auch bei biologischen Herzklappen ist bei jeglichen Eingriffen mit einer potenziellen Keimeinschwemmung eine Endokarditisprophylaxe vorzunehmen.

Biologische Klappen

Bei den biologischen Prothesen unterscheidet man Xenografts vom Schwein oder aus Rinderperikard, Homografts (aus menschlichem Sektionsgut) sowie neuerdings Autografts, die genetisch hergestellt werden. Zur Anwendung kommen gestentete und stentlose Prothesen, die hinsichtlich der Implantationstechnik differieren. Die erhofften, besseren hämodynamischen Ergebnisse der Stentlessprothesen haben sich v. a. im Langzeitverlauf nicht bestätigt. Die Haltbarkeit beträgt im Mittel 10–15 Jahre. Die Prothesendysfunktion resultiert meist aus degenerativen Kalzifizierungsprozessen. Darüber hinaus existieren gerüstlose (stentless) Klappen oder aus Sektionsgut gewonnene Homografts. Von jeder Firma wird das zur Klappe passende Zubehör bereitgestellt. Biologische Herzklappen müssen vor der Implantation sorgfältig gespült werden, um die Glutaraldehykonzentration (Fixierungsmedium) gering zu halten.

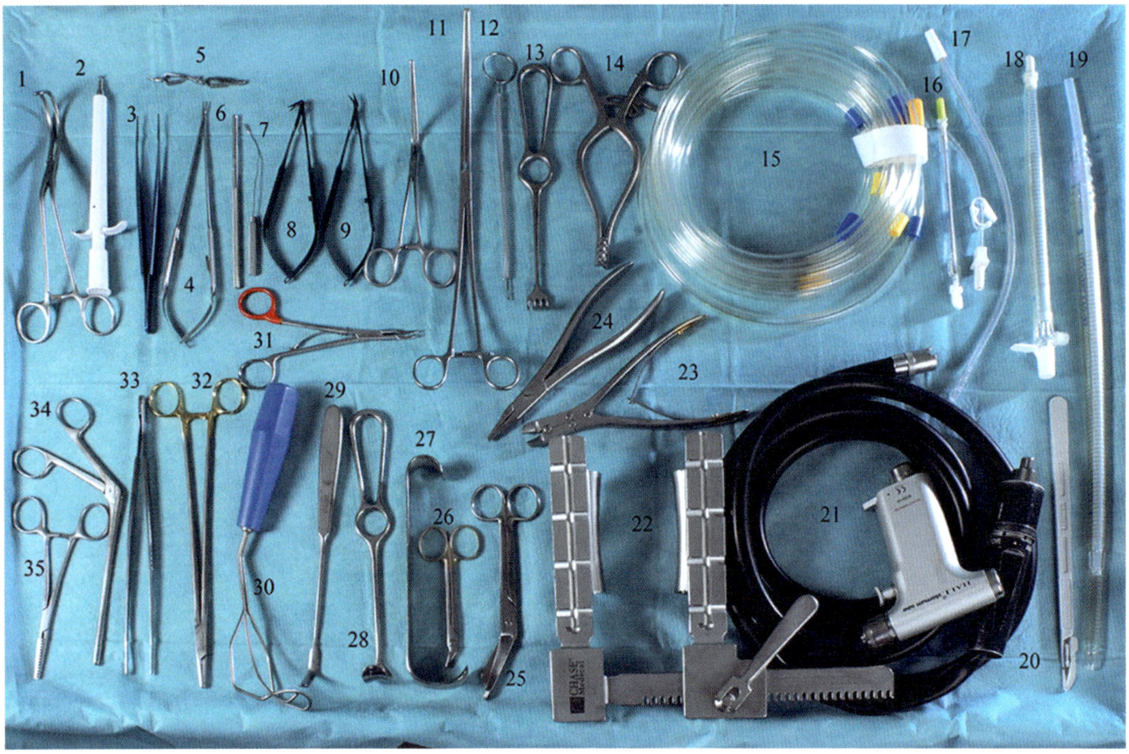

Abb. 4.1: 1 partielle Aortenklemme (Satinsky), 2 Aortenstanze („Punch") für zentrale Bypassanastomosen, 3 Koronarpinzette, 4 Koronarnadelhalter, 5 Bulldogklemmchen klein zur passagären Okklusion der Transplantatgefäße, 6 Beavermesser zur Präparation der Koronararterien, 7 Knopfkanüle 1,5 mm zur Sondierung von Koronararterien und Anastomosen, 8 Rückwärtsschere 120° zur Koronargefäßöffnung, 9 Vorwärtsschere 15° zur Koronargefäßeröffnung, 10 gebogene Aortenklemme, 11 gerade Aortenklemme, 12 Gummitourniquet zum Anschlingen von Tabaksbeutelnähten, 13 scharfe Häkchen, 14 Wundspreizer für Saphenektomie, 15 Schlauchsystem zum Anschluss an die Herz-Lungen-Maschine, 16 Needle-Vent zur aortalen Blutabsaugung und gleichzeitiger Kardioplegieapplikation, 17 konventioneller Vent zur Blutabsaugung des linken Ventrikels über die rechte obere Lungenvene, 18 Aortenkanüle zum Anschluss an die Herz-Lungen-Maschine, 19 venöse Kanüle zum Anschluss an die Herz-Lungen-Maschine, 20 Skalpell, 21 Stichsäge, 22 Thoraxsperrer, 23 Saitenschneider für Drahtzerklagen, 24 Spitzzange zum Einbiegen der Drahtzerklagen, 25 Verbandsschere zum Einschneiden des Xyphoids, 26 Schere zum Abzwicken der Drahtzerklagen, 27 Rouxhaken, 28 Venenhaken, 29 Zenkerhaken zum Offenhalten der Aortotomie, 30 Cooleyhaken zur Retraktion des linken oder rechten Atriums bei Mitral- oder Trikuspidaleingriffen, 31 Klippsetzer zur Okklusion von Transplantatgefäßseitenästen, 32 Nadelhalter lang für Klappeneingriffe, 33 Pinzette lang für Klappeneingriffe, 34 Rangeur zur Resektion von Klappenmaterial und zum Anulusdebridement, 35 Kammklemme zum Auffädeln von Einzelknopfklappennähten. [6]

Für den kombinierten Klappen- und Aorta-ascendens-Ersatz stehen Conduits (Rohrprothese mit integrierter Herzklappenprothese) zur Verfügung, können aber auch durch den Chirurgen konstruiert werden.

Nahtmaterialien

- Teflonunterlegte, nicht resorbierbare Etibondnähte zum Einnähnen der Klappe
- 3–0 oder 4–0 Prolene mit Teflonpledgets zum Aortotomieverschluss

Beim hypothermen Kreislaufstillstand werden spezielle Katheter- oder Perfusionskanülen zur selektiven Hirnperfusion über den Truncus brachiocephalicus und linke A. carotis communis benutzt. Beim suprakoronaren wie auch beim partiellen oder totalen Bogenersatz wird nichtresorbierbares Nahtmaterial verwendet.

Materialien für Mitralklappenersatz und -rekonstruktion

- Anschluss an die extrakorporale Zirkulation immer mit venösen Doppelkanülierung mittels 3–0 Prolene Tabaksbeutelnähten
- Umschlingung der V. cava inferior und superior mittels 4-mm-Mersilene-Haltebändern
- Nahtmaterial zum Einnähen der mechanischen oder biologischen Klappe wie beim Aortenklappenersatz

Für die Rekonstruktion werden je nach Technik künstliche Goretex-Sehnenfäden oder nach quadrangulärer Resektion 5–0-Prolene-Fäden (bei Segelprolaps) verwendet. Die obligate Anuloplastie (Mitralanulusstabilisierung) erfolgt mittels speziellen Ringen, die ir Einzelknopfnahttechnik durchgeführt wird.
Bei minimal-invasiven Mitralklappeneingriffen werden ein spezieller Retraktor zur rechtslateralen Thorakotomie, besonders langes Instrumentarium, ein Knotenschieber sowie eine eigens dafür entwickelte gewinkelte Aortenklemme (Chitwoodklemme) eingesetzt. Der Anschluss an die Herz-Lungen-Maschine erfolgt hierbei über die A. und V. femoralis.

Trikuspidalklappenersatz und -rekonstruktion

Für den selten notwendigen Trikuspidalklappenersatz gleicht das Arbeitsmaterial dem des Mitralklappenersatzes. Bei rekonstruktiven Verfahren und Anuloplastie werden prinzipiell offene Ringe verwendet, die den vorderen Anteil des septalen Segels zur Vermeidung von AV-Blockierungen aussparen.

Angeborene oder erworbene Shuntvitien

Atriumseptumdefekt/Verschluss persistierende Foramen ovale

Anschluss an die extrakorporale Zirkulation (EKZ) durch doppeltvenöse Kanülierung, Verschluss von persistierendem Foramen ovale direkt mittels Einzelknopfnahttechnik, Verschluss von großen Atriumseptumdefekten mittels Kunststoff oder Perikardpatch.

Ventrikelseptumdefekt

- mittels Patch mit nicht resorbierbarem Nahtmaterial

Embolektomie bei Lungenembolie

- doppelte venöse Kanülierung
- Fogarty-Katheter zur Entfernung von peripher gelegenen Embolien

Sternumverschluss

Prinzipiell wird nach jedem herzchirurgischen Eingriff ein epikardialer Schrittmacher, entweder nur am Ventrikel oder vorhof- und ventrikelseitig implantiert. Mediastinale- bzw. Thoraxdrainagen werden an ihrer Austrittsstelle an der Haut mit 0er- oder 2er-Mersilenefäden fixiert. Bei eventuellem Perikardverschluss wird resorbierbares Nahtmaterial (z. B. 3–0 vicryl) verwendet. Der Sternumverschluss erfolgt mit Stahldrähten oder Sternumbändern. Danach erfolgen Fasziennaht, Subkutannaht in Einzelknopf- oder fortlaufender Nahttechnik mit resorbierbarem Material (z. B. vicryl) und die Intrakutannaht ebenfalls in fortlaufender Nahttechnik mit resobierbarem monofilen Faden.

- Für die Sternotomie werden benötigt: Stichsäge und spezielle Retraktoren, Sternumverschluss mittels Drahtzerklagen.
- Für Off-Pump-Techniken: spezielle Stabilisatoren.
- Für Eingriffe mit der Herz-Lungen-Maschine: Aorten- und Vorhofkanülen, Fixierungsnähte, Tourniquets und Ligaturen, Vent zur Entlastung des linken Ventrikels, Aortenklemme, Kanüle zur Kardioplegieapplikation.
- Für Bypassoperationen: mikrochirurgisches Instrumentarium, Anastomosennaht 7–0 bzw. 8–0 Prolene.
- Für Herzklappenimplantationen: Teflonplatgets unterlegte Einzelknopfnähte.
- Bei minimal-invasien Eingriffen mit lateraler Thorakotomie: spezielle Retraktoren, langes Instrumentarium, Knotenschieber, Kanülen für A. und V. femoralis, Chitwood-Aortenklemme.
- Für Aorta ascendens- oder Bogenersatz: prinzipiell nicht resorbierbares Nahtmaterial (Prolene 3–0 oder 4–0).

ZUSAMMENFASSUNG

Prinzip der extrakorporalen Zirkulation (EKZ)

Herzchirurgische Operationen werden standardmäßig unter Zuhilfenahme der Herz-Lungen-Maschine (HLM) durchgeführt (▶ Abb. 15.1). Diese wird vom Kardiotechniker bedient. Der Schwerkraft folgend oder mittels Sog wird das venöse Blut dem Herzen entzogen. Es sammelt sich in einem Reservoir, das ebenfalls Zufluss aus dem Sauger-Vent-System erhält. Anschließend wird das Blut über eine aktive Pumpe dem Membranoxygenator zugeführt. Dieser ist i. d. R. mit einem Wärmeaustauscher verbunden, der das Abkühlen und Erwärmen des Patienten ermöglicht. Nach Durchfluss durch einen 40-µm-Filter wird das Blut mittels arterieller Kanüle in das arterielle System des Patienten eingeleitet. Hierbei wird, bei sonst gesunden Patienten, ein Perfusionsdruck von 50 mmHg angestrebt. Die Pumpleistung der HLM sollte 2,4 $l/min/m^2$ betragen. Die Körpertemperatur des Patienten wird unter 30 °C abgekühlt. Die Autoregulation des Menschen bedingt eine konstante zerebrale Perfusion im Bereich von 22–37 °C. Somit kann bei Hypothermie die Leistung der HLM auf etwa 1,5 $l/min/m^2$ gesenkt werden. Der Sauerstoffbedarf der extrazerebralen Organe ist bei niedrigen Temperaturen herabgesetzt. Somit sinken der myokardiale Stoffwechsel und der myokardiale Sauerstoffverbrauch (Senken um 10 °C → 50 % Stoffwechselreduktion).
Es ist möglich, den Patienten passiv auskühlen zu lassen oder für längere Operationen aktiv abzukühlen. Hierbei können Werte von unter 20 °C erreicht werden (Aortenchirurgie). Dies macht einen Kreislaufstillstand von über 45 min möglich.
Die Geschwindigkeit der Abkühlung darf nicht über 1 °C/min, die des Aufwärmens nicht über 1 °C/4 min liegen, da die Gefahr von Gasembolien proportional zur Geschwindigkeit steigt.
Mittels Membranoxygenator können dem Blut Sauerstoff, Narkotika und Kohlendioxid zugeführt oder entzogen werden. Kohlendioxid bedingt im Gehirn eine Vasodilatation und somit eine erhöhte Perfusion. Unter Hypothermie fällt der pCO_2 ab. Toleriert man diesen Abfall, wie es bei den meisten Eingriffen der Fall ist, bewirkt man eine physiologische Ionisation temperaturabhängiger Enzyme. Aus diesem Grund greift man in der Kinderherzchirurgie i. d. R. in den pCO_2-Abfall ein und erhält folglich die regelrechte zerebrale Perfusion.

Ablauf

Vollheparinisierung

Eine Therapie mit Thrombozytenaggregationshemmern muss 6 Tage vor der Operation abgesetzt werden. Das Flusssystem der HLM ist mit nichtepithelialen Oberflächen beschichtet. Eine Vollheparinisierung (350 IE/kg KG) ist nötig. Die Antikoagulation wird intraoperativ vom Anästhesisten mittels Analyse der aktivierten Gerinnungszeit (AGZ) überprüft. Hierzu wird das Blut in vitro mit einem Kontaktaktivator zur Koagulation gebracht (Richtwert 400 s). Bei Abgang von der HLM wird die Antikoagulation durch die Gabe von Protamin antagonisiert. Unter Protamingabe normalisiert sich die AGZ auf 130 s.
Im Fall einer bekannten heparininduzierten Thrombopenie Typ II (HIT-II) muss zur Antikoagulation auf Danaparoid (Anti-Xa), Lepirudin oder Argatroban (beide Anti-IIa) zurückgegriffen werden. Dann wird diese mithilfe des Faktor-Xa-Spiegels bzw. der partiellen Thromboplastinzeit (PTT) kontrolliert. Die Steuerbarkeit der Anti-IIa/-Xa-Substanzen ist im Vergleich zum Heparin kritisch einzuschätzen. Das Blutungsrisiko ist nochmals erhöht.
Das Schlauchsystem modernster Systeme ist mit Heparin beschichtet. Dementsprechend kann die Antikoagulation angepasst werden (**Cave**: Die Systeme nur in Abwesenheit akuter HIT-II-assoziierter Antikörper verwenden!).

Kanülierung

Nach erfolgter Antikoagulation werden zwei filzverstärkte (fakultativ) Tabaksbeutelnähte in die Aorta ascendens vorgelegt. Anschließend wird inzisiert, die arterielle Kanüle eingebracht und mittels Tourniquet gesichert.
Weitere Kanülierungsmöglichkeiten für den arteriellen Zugang sind die A. femoralis, der Truncus brachiocephalicus und die A. subclavia. Bei diesen Kanülierungen ist auf eine ausreichende Perfusion der ipsilateralen Extremität zu achten. Hierzu ist ggf. eine zusätzliche distale Perfusion mittels Abzweigkanüle oder eine künstliche Anastomosenanlage nötig. Für Bypassoperationen und Operationen des linken Herzens erfolgt die venöse Kanülierung i. d. R. im rechten Herzohr. Eine Zwei-Wege-Kanüle entzieht sowohl der V. cava superior als auch der V. cava inferior das Blut. Bei Operationen, die eine Eröffnung des rechten Herzens nötig machen, werden beide Hohlvenen separat drainiert. Hierzu werden sie angeschlungen und neben den Kanülierungsstellen Tourniquets als Tabaksbeutelnaht vorgelegt. Nach Punktion und Einführen der Kanülen werden die Tourniquets und die Schlingen angezogen und so die Kanülen fixiert. Bei einfacher Kanülierung des rechten Herzohrs wird ähnlich vorgegangen. Ein venöser Sog optimiert in beiden Fällen die Drainage. Die Anlage eines Linksvents in die V. pulmonalis dextra superior optimiert das Operieren am linken Herzen.

> Die Aorta wird vor der Stichinzision palpiert, um die Wanddicke als auch eine mögliche Atherosklerose abzuschätzen und somit einer Aortendissektion und einem Kalkembolus vorzubeugen.

Kardioplege Lösung (KPL)

Die kardioplege Lösung wird i. d. R. anterograd, mittels einer Kanüle oder des Kardioplegiekatheters, in die Koronarostien injiziert. Über den Katheter kann der aortale Druck gemessen und die Aorta durch einen Ventmechanismus entlüftet werden.
Die kardioplege Lösung kann auch retrograd injiziert werden. Bei Hauptstammstenosen ist dies von Vorteil. Hierzu wird nahe der venösen Kanüle inzidiert und anschließend mittels Ballonkatheter der Koronarsinus sondiert. Über die Koronarostien erreicht die kardioplege Lösung die Aorta. Folglich muss die Aorta entlastet werden.
Ziel der Injektion ist der künstliche Herzstillstand. Dieser erlaubt ein sicheres Operieren und senkt den Sauerstoffbedarf des Myokards. Bei der einfachen Kanülierung des Vorhofs gelangt die kardioplege Lösung nach Durchfließen des Myokards in den venösen Sog. Bei der Kanülierung beider Hohlvenen sollte die kardioplege Lösung abgesaugt werden, um eine Hyperkaliämie zu vermeiden. Die Applikation während der Operation erfolgt intermittierend oder kontinuierlich.
Die kardioplege Lösung hat eine Temperatur von etwa 4 °C, eine hohe KCl-Konzentration und eine hohe Mg^{2+}-Konzentration. Die KCl-Konzentration führt in den Myozyten zur Membrandepolarisation. Somit bleibt das Herz in der Diastole stehen und es verblei-

ben energiereiche Phosphate. Die Mg^{2+}-Konzentration wirkt kompetetiv zu intramyozytären Ca^{2+}-Ionen und hemmt somit die Kontraktiliät des Herzmuskels.
Im Rahmen des ischämischen Metabolismus fallen saure Stoffe an. Pufferbestandteile der kardioplegen Lösung wirken diesen entgegen. Glutathion fängt freie Sauerstoffradikale ab. Die Osmolarität der kardioplegen Lösung wirkt einer Ödembildung entgegen.
„**Blutkardioplegie**" bedeutet, dass der kardioplegen Lösung oxygeniertes Blut beigesetzt wird. Dies soll die Sauerstoffversorgung des Myokards sichern. Vor der Öffnung der Aortenklemme wird i. d. R. ein warmer Stoß Blutkardioplegie verabreicht. Dieser „Hot-Shot" mindert Reperfusionsschäden.

Entwöhnung von der Herz-Lungen-Maschine

Die therapeutische Intervention ist beendet, die Aortenklemme wird geöffnet. Der Patient wird in angemessener Geschwindigkeit wiedererwärmt. Sollte der Herzschlag sich beim Erwärmen nicht spontan einstellen, kann mittels intrathorakaler Defibrillation nachgeholfen werden. Der venöse Sog wird heruntergefahren. Somit wird dem kleinen Kreislauf vermehrt Blut zurückgegeben. Zur Kontrolle der Herzleistung wird eine transösophageale Echokardiografie durchgeführt und der Blutdruck überwacht. Bei Bedarf wird die Leistung durch Katecholamine verbessert. Ein temporärer Schrittmacher sichert postoperativ einen normofrequenten Rhythmus. Bei Vorhofflimmern kann kardiovertiert werden. Anschließend erfolgen eine venöse Dekanülierung und die Antagonisierung der Antikoagulation. Über die arterielle Kanüle gewinnt man das oxygenierte Blut aus der HLM zurück. Bei ausreichender Kontraktiliät und normotensiven Blutdruckwerten kann die HLM abgeschaltet und die arterielle Kanüle entfernt werden.

Begleiterscheinungen und Komplikationen

Postoperativ kann das Herz eine Linksherzschwäche aufweisen. Dann kann die Aorta mittels Ballonkatheter dilatiert und so die Nachlast gesenkt werden. Bei pulmonaler Hypertension kann durch NO-Inhalation das rechte Herz entlastet werden.
Die HLM bedingt eine Vollheparinisierung und somit eine erhöhte Blutungsneigung. Das menschliche Gefäßsystem ist auf einen pulsatilen Fluss abgestimmt. Die HLM leistet jedoch einen nichtpulsatilen Fluss. Dies hat negative Auswirkungen auf das Gefäßsystem und die Organe. In der HLM durchströmt das Blut künstliche Oberflächen und ist somit erhöhten Scherkräften ausgesetzt. Dies bedingt eine erythrozytäre Hämolyse. Ebenso werden die Thrombozyten in Mitleidenschaft gezogen. Die plasmatische Gerinnungskaskade gerät aus dem Gleichgewicht und muss überwacht werden. Mitunter ist die intra-/postoperative Gabe von Erythrozyten- und Thrombozytenkonzentraten sowie Frischplasma notwendig. Sollte eine allogene Transfusion nicht infrage kommen, kann das Eigenblut aus den Drainagen aufgearbeitet und dem Patienten reinfundiert werden.
Eine besonders gefürchtete Komplikation ist die Initiation des Postperfusionssyndroms. Durch das Release von proinflammatorischen Zytokinen und die Aktivierung der Komplementkaskade wird ein Systemic inflammatory Response Syndrome (SIRS) herbeigeführt.

- Im Rahmen der EKZ wird der kleine Kreislauf umgangen.
- Die Kanülierungstechnik ist abhängig von der geplanten Operation und der Beschaffenheit der Gefäße.
- Kardioplege Lösung ist i. d. R. kaliumreich.
- Eine erfolgreiche Operation setzt ein gutes Zusammenspiel zwischen Chirurg, Kardiotechniker und Anästhesist voraus.

ZUSAMMENFASSUNG

Anamnese

Bei Aufnahme in die herzchirurgische Klinik ist die Krankengeschichte i. d. R. bekannt. Im Einzelfall kann es aber dazu kommen, dass mitgeliefertes Untersuchungsmaterial unvollständig ist. Dann sind weitere Untersuchungen nötig.
Für den chirurgischen Dienstarzt ist die Verlaufsanamnese entscheidend. Die Kenntnisse von Diagnose, Operation und präoperativem sowie postoperativem Verlaufs sind unabdingbar für die Bewältigung von Komplikationen.

Inspektion

Die normale Atemfrequenz liegt bei 12–20/min. Herz- und Lungenerkrankungen führen ebenso wie Schmerzen zu einer vermehrten Atmung. Es ist auf den Einsatz der Brustmuskulatur und Einziehungen im Interkostalbereich zu achten. Dies weist auf eine erschwerte Atmung hin. Bei obstruktiven Lungenerkrankungen verlängert sich die Exspirationsphase. Oftmals ist ein exspiratorischer Stridor wahrnehmbar. Dieser zeigt sich aber auch bei exazerbierter Linksherzinsuffizienz (Asthma cardiale). Ein inspiratorischer Stridor ist bei akuten, oberen Atemwegsverengungen, z. B. im Rahmen von Kehlkopferkrankungen, hörbar.
Schwitzen in Kombination mit thorakalen Schmerzen („Brustenge") und Blässe weisen auf ein akutes Koronarsyndrom (ACS) hin. Die Symptome bessern sich i. d. R. durch Nitroglyzeringabe nicht.
Blässe in Kombination mit akutem thorakalem Vernichtungsschmerz, der klassischerweise in den Rücken ausstrahlt, muss an eine Aortendissektion denken lassen. In dessen Folge kann sich eine Minderperfusion intestinaler Organe und der unteren Extremität einstellen. Ein begleitender Perikarderguss führt zu Zeichen der Rechtsherzinsuffizienz.
Bei Fieber sollte immer an eine bakterielle Endokarditis, insbesondere nach Klappenoperationen, gedacht werden.
Die **Lippenzyanose** gibt Hinweis auf eine Hypoxie. Oftmals ist eine Pathologie im Lungen- und/oder Herz-Kreislauf-System ursächlich (z. B. Rechtsherzinsuffizienz). Eine chronische Hypoxie zeigt sich durch die sogenannten Trommelschlegelfinger und Uhrglasnägel (▸ Abb. 6.1).
Jugularvenenstauungen sind ein Anzeichen für eine Einflussstörung in das rechte Herz. Die Stauung kann durch eine Kompression des Herzens bedingt sein (z. B. Herzbeuteltamponade). Andererseits kann das Blut aus dem kleinen Kreislauf rückgestaut sein. Zur Beurteilung der Jugularvenenstauung lagert man den Oberkörper des Patienten in 45°-Neigung. Anschließend denkt man sich eine 3 cm lange, imaginäre, senkrechte Linie auf das Manubrium sterni. Von dieser fällt man das Lot auf die Halsvenen des Patienten. Die Wassersäule liegt physiologischerweise nicht höher als der Schnittpunkt von Lot und Halsvenen (▸ Abb. 6.2).
Bei einer **Rechtsherzinsuffizienz** staut sich das Blut bis in die Peripherie und die Leber zurück. Folglich ist die Leber vergrößert und der Patient leidet unter peripheren Ödemen. Bei einer schweren Rechtsherzinsuffizienz kommt es zusätzlich zur Aszitesbildung.
Weiße Extremitäten sind ein Anzeichen für eine Minderperfusion. Hierauf ist v. a. nach der Entnahme der A. radialis zu achten. Livide Extremitäten sind ein Anzeichen für einen Abflussstau. Hierauf ist v. a. nach der Entnahme der V. saphena magna zu achten.
Schwellungen der unteren Extremität in Kombination mit Schmerzen weisen auf eine tiefe Beinvenenthrombose hin. Dann ist ein Ultraschall indiziert. Ein positives D-Dimer ist postoperativ nicht richtungweisend.

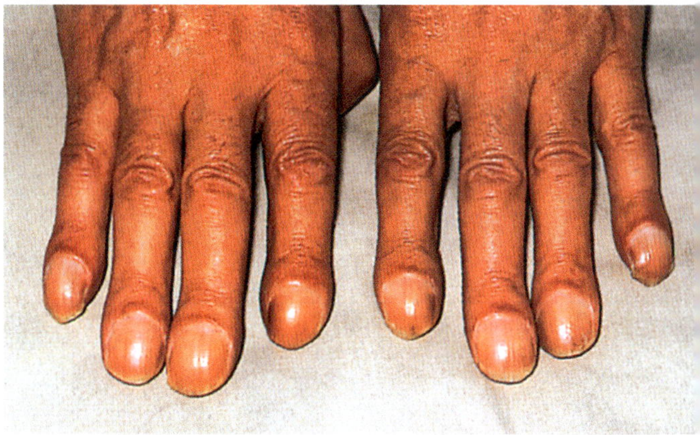

Abb. 6.1: Trommelschlägelfinger. [7]

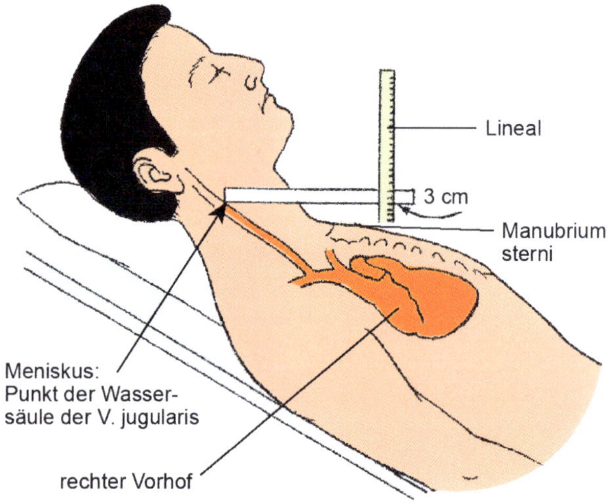

Abb. 6.2: Bestimmung des Jugularvenendrucks. [2]

Eine Rötung der Operationswunde in Kombination mit Eiter weist auf eine bakterielle Superinfektion hin. Dann ist ein Abstrich empfohlen.

Palpation und Perkussion

Bei einer Rechtsherzinsuffizienz können eine Hepatomegalie, Aszites und periphere Ödeme palpiert werden.
Der **Herzspitzenstoß** kommt in der frühen Systole als Resultat der isovolumetrischen Anspannungsphase zustande. Physiologischerweise kann er im fünften ICR in der Medioklavikularlinie getastet werden. Ist der Herzspitzenstoß nach links außen verlagert, deutet dies auf eine Linksherzhypertrophie hin, bei Verlagerung nach parasternal auf eine Rechtsherzhypertrophie.
Ein **Schwirren im Jugulum** kann Zeichen auf eine fortgeschrittene Aortenstenose sein. Ein präkordiales Schwirren im Bereich des linken dritten/vierten ICR gibt Hinweis auf einen Ventrikelseptumdefekt hin.
Der **Pulsstatus** muss im direkten Seitenvergleich erhoben werden. Zudem wird die obere mit der unteren Extremität verglichen. Zunächst beurteilt man Rhythmus und Frequenz. Die häufigste Arrhythmie ist das Vorhofflimmern. Chronische Tachykardien können auf eine Hyperthyreose hinweisen, akute, ggf. arrhythmische Tachykardien auf ein akutes Koronarsyndrom. Bradykardien finden

sich häufig beim AV-Block und bei Patienten mit distalen Erregungsbildungszentren. Bei Spitzensportlern können Bradykardien physiologisch sein.
Ein **Pulsus celer, altus, durus** (schnell, hoch, hart) ist typisch für eine Aortenklappeninsuffizienz. Bei Kindern kann er auf einen persistierenden Ductus arteriosus hinweisen.
Ein **Pulsus tardus, parvus, mollus** (langsam, klein, weich) ist typisch für eine Aortenklappenstenose. Dann findet man oft zusätzlich einen Pulsus vibrans (schwirrend) im Bereich der Karotiden.
Ein kleiner, weicher, normofrequenter Puls (**Pulsus filiformis**) wird oft im synkopierten Zustand beobachtet.
Als **Pulsus bigeminus** bezeichnet man einen regelmäßig wechselnden weichen und harten Puls. Dabei sind die weichen Pulsschläge das Anzeichen von vorzeitig einfallenden ventrikulären Extrasystolen. Sind die Pulse der unteren Extremität nahezu nicht tastbar und die Pulse der oberen Extremität vergleichsweise kräftig, liegt mit großer Wahrscheinlichkeit eine Aortenisthmusstenose vor.
Bei Verdacht auf abdominelle oder pulmonale Komplikationen ist die Perkussion des Abdomens und des Thorax indiziert. Dabei kann eine Splenomegalie hinweisen für eine Endokarditis sein. Ein hypersonorer, thorakaler Klopfschall spricht für eine Lungenüberblähung (Pneumothorax, Emphysem etc.). Ein hyposonorer Klopfschall spricht für eine Substanzvermehrung im Lungengewebe (Pneumonie, Erguss etc.).

Auskultation

► Tabelle 6.1
Der erste Herzton entsteht durch den Schluss der Segelklappen. Dabei geht er unmittelbar der Pulswelle der A. carotis voraus.
Der zweite Herzton entsteht durch den Schluss der Taschenklappen. Geräusche zwischen erstem und zweitem Herzton werden als **Systolikum** bezeichnet, die zwischen zweitem und erstem Herzton als **Diastolikum**. Systolika weisen v. a. auf Stenosen im Bereich der Taschenklappen oder Insuffizienzen im Bereich der Segelklappen hin. Diastolika geben Hinweis v. a. auf Stenosen im Bereich der Segelklappen oder Insuffizienzen im Bereich der Taschenklappen.
Der **Punctum maximum** (P. m.) beschreibt den Punkt mit der höchsten Geräuschlautstärke. Bei der Mitralklappeninsuffizienz liegt er in Linksseitenlage über dem fünften ICR in der Medioklavikularlinie. Das Geräusch wird in die Axilla fortgeleitet.
Eine Aortenstenose hat ihren P. m. in sitzender, nach vorne gebeugter Haltung über dem zweiten ICR – parasternal rechts. Das Geräusch wird in die Karotiden fortgeleitet.

Tab. 6.1: Auskultationspunkte für Klappenanomalien.

Klappe	Auskultationspunkt
Erb-Punkt für Aorten- + Mitralklappe	Dritter ICR – parasternal links
Aortenklappe	Zweiter ICR – parasternal rechts
Pulmonalklappe	Zweiter ICR – parasternal links
Trikuspidalklappe	Vierter ICR – parasternal rechts
Mitralklappe	Fünfter ICR – MCL links

Ein **gespaltener zweiter Herzton** in der Inspirationsphase ist als physiologisch zu deuten. Die Pulmonalklappe schließt hier zeitverzögert zur Aortenklappe. Ist die Spaltung des Herztons jedoch atemfixiert, muss die Ursache weiter abgeklärt werden (Rechtsschenkelblock, ASD, Pulmonalstenose etc.).
Eine **steife, unflexible Ventrikelwand** findet man im Rahmen einer Herzinsuffizienz und des akuten Koronarsyndroms. Trifft Blutstrom in der Füllungsphase auf das steife Myokard, bedingt dies einen dritten Herzton. Dieser ist in der Frühdiastole auskultierbar.
Bei einer **Aortenstenose** staut sich das Blut vor der Klappe. Dies führt zur linksventrikulären Hypertrophie. Folglich muss der Vorhof mehr Arbeit leisten, um sein Blutvolumen in dem vorgefüllten Ventrikel unterzubringen. Dann ist ein vierter Herzton in der Präsystole auskultierbar.
Ein **Ventrikelseptumdefekt (VSD)** äußert sich auskultatorisch als Systolikum mit Punctum maximum über dem 3.–4. ICR links. Ein typisches Presstrahlgeräusch ist hörbar.
Ein **Atriumseptumdefekt (ASD)** äußert sich auskultatorisch als Systolikum mit Punctum maximum über dem zweiten ICR links. Hier imponiert das Geräusch einer relativen Pulmonalstenose. Zudem ist der zweite Herzton gespalten.
Ein **persistierender Ductus arteriosus (PDA)** äußert sich auskultatorisch als Maschinengeräusch mit Punctum maximum im zweiten ICR links. Das Geräusch ist sowohl in der Systole als auch in der Diastole hörbar. Es erstreckt sich oftmals über die gesamte linke Thoraxhälfte.

- Die Reihenfolge der körperlichen Untersuchung ist: Inspektion → Palpation → Auskultation (Thorax!).
- Bei Fieber ist an eine Endokarditis zu denken.
- Das D-Dimer ist postoperativ fast immer erhöht.

ZUSAMMENFASSUNG

7 ELEKTROKARDIOGRAFIE (EKG)

Generelle Regeln

Die Elektroden registrieren Potenzialunterschiede der Myozyten, die das EKG-Gerät auswertet und aufschreibt.

Zacken und Wellen

Ausschläge sind positiv, wenn die elektrische Erregung sich auf die Elektrode zubewegt. Ausschläge sind negativ, wenn die Erregung sich von der Elektrode wegbewegt.
Die erste positive Zacke nennt man R-Zacke. Die negativen Zacken Q- und S-Zacke. Bei den Wellen unterscheidet man die P-Welle und die T-Welle. Eine isoelektrische Linie spricht für eine vollständige De- oder Repolarisation. Die P-Welle entspricht der Erregung der Vorhöfe. Die Überleitung der Erregung vom Vorhof auf den Ventrikel wird im AV-Knoten abgebremst. Folglich spiegelt PQ-Strecke die Zeit wider, die der AV-Knoten benötigt, um die Überleitung zu gewährleisten. Die PQ-Strecke dient als Maß für Erkrankungen des AV-Knotens und sollte 200 ms nicht überschreiten. Der QRS-Komplex spiegelt die Erregung der Ventrikel wider. Er sollte nicht länger als 120 ms dauern. Die Q-Zacke wird im Abschnitt Pathologien besprochen.
Aufgrund seiner Masse prägt der linke Ventrikel das EKG-Bild. Daher zeigt sich die negative S-Zacke vermehrt in rechtsseitigen Ableitungen, wo die Erregung von den Elektroden wegläuft. Die ST-Strecke sollte eine isoelektrische Linie sein. Die T-Welle spiegelt die K^+-abhängige Repolarisation der Ventrikel wider. Ihr Ausschlag ist im Normalfall der höchsten Zacke gleichgerichtet. Somit verlaufen Erregung und Relaxation der Ventrikel gleichläufig. Die Repolarisation der Vorhöfe ist im EKG nicht zu sehen. Die QT-Zeit gibt den zeitlichen Verlauf vom Beginn der ventrikulären Depolarisation bis zum Ende der ventrikulären Repolarisation wieder. Sie unterliegt einer Frequenzabhängigkeit und wird daher vom EKG-Gerät korrigiert (cQT). Die cQT sollte 350 ms nicht überschreiten.

Schreibgeschwindigkeit

In Deutschland bewegt sich der EKG-Schreiber häufig mit 50 mm/s, im angelsächsischen Raum eher mit 25 mm/s. Im Folgenden wird das EKG für 5 cm/s besprochen. Das EKG-Papier erscheint kariert. Ein großes Kästchen ist 0,5 cm breit. Wenn sich der Schreiber 5 cm/s bewegt, so entspricht ein großes Kästchen 0,1 s (100 ms). Das große Kästchen ist in fünf kleine Kästchen von 0,1 cm Breite unterteilt, die je 0,02 s (20 ms) entsprechen.
Findet sich alle 5 cm, d. h. alle 10 großen Kästchen, eine R-Zacke, dann entspricht das 1 Herzschlag/5 cm. Bei einer Schreibgeschwindigkeit von 5 cm/s entspricht das 1 Herzschlag/s und somit 60 Herzschläge/60 s, also einer Herzfrequenz von 60 Herzschlägen/min. Findet sich alle 2,5 cm, d. h. alle 5 große Kästchen, eine R-Zacke, so ergibt sich folglich 1 Herzschlag/2,5 cm und 120 Herzschläge/300 cm also eine Herzfrequenz von 120 B/min. Eine Halbierung des R-Zacken-Abstands von 5 cm auf 2,5 cm resultiert also in der Verdoppelung der Herzfrequenz (60 × [5/2,5]).

Allgemein gilt:
- Herzfrequenz [B/min] = 60 × (Schreibgeschwindigkeit in cm/ R-Zackenabstand in cm).

Oder:
- Bei einer Schreibgeschwindigkeit von 50 mm/s: Herzfrequenz [B/min] = 600/R-Zackenabstand in großen Kästchen.
- Bei einer Schreibgeschwindigkeit von 25 mm/s: Herzfrequenz [B/min] = 300/R-Zackenabstand in großen Kästchen.

Bipolare Ableitungen nach Einthoven und unipolare Extremitätenableitungen nach Goldberger

Die Ableitungen I, II und III entsprechen den bipolaren Ableitungen nach Einthoven. Die Ableitungen aVR, aVL und aVF den unipolaren Extremitätenableitungen nach Goldberger.
Der Patient bekommt drei farbige Extremitätenableitungen und eine schwarze Erdung angelegt. Das Schema hierzu lautet: rechter Arm ≙ rot, rechter Fuß ≙ schwarz, linker Arm ≙ gelb, linker Fuß ≙ grün (▶ Abb. 7.1).
Das imaginäre **Einthoven-Dreieck** projiziert die Elektroden auf den Brustkorb des Patienten.
Für die Ableitungen nach Goldberger wird eine Extremität gegen eine Indifferenzelektrode geschalten:

aVR ≙ RA vs. LA+LF
aVL ≙ LA vs. RA+LF
aVF ≙ LF vs. RA+LA

Die Indifferenzelektrode ergibt sich aus der Zusammenschaltung der beiden anderen Elektroden. Verläuft die Erregungsausbreitung von der rechten Schulter zum linken Unterarm (physiologische Herzlage), so ist die R-Zacke in aVR negativ, in aVL leicht positiv und in aVF am positivsten.
Die Potenzialunterschiede zwischen zwei Extremitätenableitungen ergeben die Ableitungen I, II und III nach Einthoven (I ≙ rechter Arm vs. linker Arm, II ≙ rechter Arm vs. linkes Bein, III ≙ linker Arm vs. linkes Bein). Verläuft die Erregungsausbreitung von der rechten Schulter zum linken Unterarm, so ist die R-Zacke in II am positivsten.

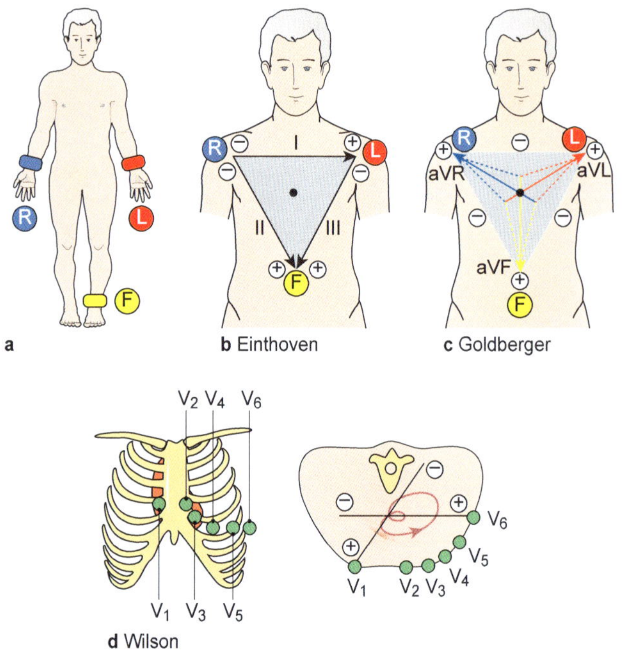

Abb. 7.1: EKG-Ableitungen nach Einthoven (inklusive Einthoven-Dreieck), Goldberger und Wilson. [5]

Herzachse

Folgende Schritte führen zur Herzachse (▶ Abb. 7.2):

1. Umkreisen des Einthoven-Dreiecks (Cabrera-Kreis)
2. Halbierung der Dreieckskanten I, II, III → A, B, C
3. Auftragen der „R-Zacken“ als gerichtete Vektoren (auf Positivität/Negativität achten!)
4. Fällen des Lots von den Vektorenspitzen → Schnittpunkt
5. Ausgehend vom Mittelpunkt des Dreiecks den Summenvektor in Richtung des Schnittpunkts eintragen
6. Eintragen der Gradzahlen im Uhrzeigersinn am Kreis, mit definitionsgemäß 0 Grad als Linkstyp horizontal-links
7. Ablesen der Herzachse anhand des Summenvektors

Winkelabweichungen von 0°:

- Linkstyp: –30° bis +30°
- Indifferenztyp: +30° bis +60°
- Steiltyp: +60° bis +90°
- Rechtstyp: +90° bis +120°
- überdrehter Rechtstyp: +120° bis +210° (= –150°)
- überdrehter Linkstyp: –30° bis –150°

Bei genauer Betrachtung des Cabrera-Kreises erhält man folgende Faustregeln:

- überdrehter Linkstyp: aVL > I; größter Ausschlag in II, III negativ
- Linkstyp: I < II (**Cave**: Wenn II negativ → ÜLT!)
- Indifferenztyp: II > I > III
- Steiltyp: II > III > I
- Rechtstyp: III > II > I (**Cave**: Wenn I negativ → ÜRT!)
- überdrehter Rechtstyp: III > II; größter Ausschlag in I negativ

Generell gilt der Indifferenztyp als physiologische Herzlage. Der Rechtstyp findet sich bei Rechtsherzbelastung infolge einer Rechtsherzinsuffizienz oder einer Mitralstenose. Bei Kindern entspricht er oft der physiologischen Herzlage. Der Steiltyp ist bei Jugendlichen physiologisch, sonst kann er ebenfalls Hinweis auf eine Rechtsherzbelastung geben. Der Linkstyp ist bei älteren Erwachsenen physiologisch, sonst weist er auf eine Linksherzbelastung hin.

Der überdrehte Linkstyp spricht für Störungen des linken Herzens, oftmals der Reizleitung. Er stellt sich oft als Folge eines Myokardinfarkts ein und zeigt nicht selten ein linksanteriores Blockbild. Der überdrehte Rechtstyp ist immer pathologisch und muss weiter abgeklärt werden.

Brustwandableitungen nach Wilson

Die Lage der Brustwandelektroden nach Wilson ist ▶ Abbildung 7.1 zu entnehmen. Sie liegen nahezu in der Horizontalebene. Bei physiologischer Herzlage nimmt die R-Zacke von V1 → V5 stetig zu. Dies nennt man regelrechte R-Progression. V1–V4 geben Auskunft über die Vorderwand. V5–V6 (und V7–V9) geben Auskunft über die Hinterwand.

Pathologien

P-Welle

Die P-Welle zeigt sich spitz und hoch bei Rechtsherzbelastung, hingegen breit und typischerweise zweigipfelig bei Linksherzbelastung.

PQ-Intervall

Die physiologische Dauer beträgt < 200 ms. Eine Verlängerung, bei konsequenter Überleitung der Erregung durch den AV-Knoten, bezeichnet man als AV-Block Grad I. Oft ist dieser Block ohne Bedeutung, tritt aber auch im Rahmen der koronaren Herzkrankheit (KHK) auf. Ein konstant verlängertes PQ-Intervall mit vereinzeltem nicht periodischem Fehlen des QRS-Komplexes spricht für einen AV-Block Grad II vom Typ Mobitz. Die periodische Abfolge von stetig länger werdenden PQ-Intervallen bis hin zum Fehlen des QRS-Komplexes mit anschließendem verkürztem PQ-Intervall spricht für einen AV-Block Grad II vom Typ Wenckebach.
Wird konstant jede „x.“ Vorhoferregung auf die Ventrikel übergeleitet, d. h., man hat „x“/1 Überleitungen und somit „x“ P-Wellen/1 QRS-Komplex, so spricht man von einem AV-Block Grad II mit „x“/1 Überleitung. Vor allem die Typen Mobitz und „x“/1-Überlei-

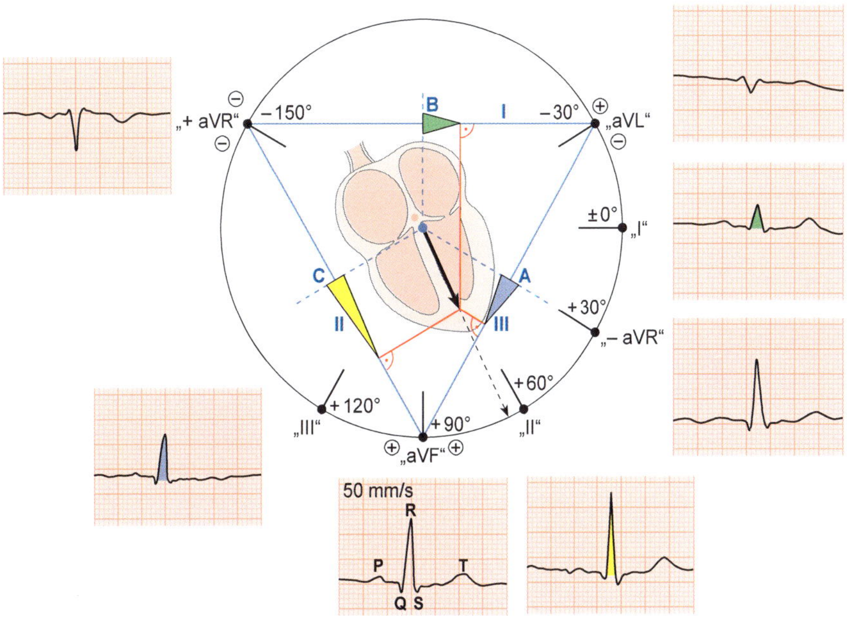

Abb. 7.2: Ableitungen nach Einthoven und Goldberger. Einthoven-Dreieck und Cabrera-Kreis. Bestimmung des Lagetyps (hier Steiltyp bei 65°). [5]

tung bergen die Gefahr eines totalen AV-Blocks, der auch AV-Block III. Grades genannt wird. Bei diesem erfolgen Vorhof- und Ventrikelkontraktion unabhängig voneinander. Der Ventrikel wird durch einen Ersatzrhythmus erregt. Der Ersatzrhythmus geht von einem, dem AV-Knoten nachgeschalteten, ventrikulären Zentrum aus. Dementsprechend findet sich der QRS-Komplex mit einer konstanten, jedoch niedrigeren Frequenz als die P-Welle. Ein AV-Block Grad III kann sich im Rahmen eines Myokardinfarkts finden. Generell kann ab einem AV-Block Grad II mit einem Schrittmacher therapiert werden.

Q-Zacke

Die Q-Zacke entsteht, indem die septalen Anteile des rechten Ventrikels nachfolgend den septalen Anteilen des linken Ventrikels erregt werden. Sie zeigt sich in linksseitigen Ableitungen verstärkt. Eine Q-Zacke gilt als pathologisch, wenn sie länger als 0,04 ms dauert und tiefer als 25 % der R-Zackenamplitude ist. Bei einem transmuralen Infarkt, beispielsweise in der seitlichen linken Außenwand, entsteht ein elektrisches Loch. Die linksseitigen Elektroden messen durch dieses Loch hindurch und registrieren somit die rechtsseptalen Anteile verstärkt. Dies bedingt eine abnorm ausgeprägte Q-Zacke in den linksseitigen Ableitungen.

QRS-Komplex

Der QRS-Komplex soll < 120 ms sein. Ein verbreiteter QRS-Komplex spricht für eine gestörte ventrikuläre Erregung. Ursächlich ist entweder ein ventrikulärer Ersatzrhythmus oder ein Block in den Tawara-Schenkeln. Bei Tawara-Blocks sind P und PQ i. d. R. normal. Bei einem beidseitigen Schenkelblock zeigt das EKG einen imaginären AV-Block III. Grades. Das PQ-Intervall erscheint pathologisch, dies spricht jedoch nicht für eine Erkrankung des AV-Knotens.

Rechtsschenkelblock (RSB) Er wird anhand Ableitung V1 besprochen und ist fakultativ pathologisch. Zunächst zeigt sich eine kleine R-Zacke. Nachfolgend dominiert durch den Rechtsschenkelblock die Erregung des linken Ventrikels. Daher zeigt das EKG eine tiefe S-Zacke. Ausgehend von Anteilen des linken Ventrikels wird nun der restliche rechte Ventrikel erregt. Somit zeigt das EKG eine zweite R-Zacke („rSR" oder V1-Block).

Linksschenkelblock (LSB) Er wird anhand Ableitung V6 besprochen. Zunächst werden die linken Septumanteile, ausgehend vom rechten Schenkel, erregt. Das EKG zeigt eine R-Zacke. Nun wird der restliche rechte Ventrikel erregt. Folglich zeigt das EKG eine S-Zacke. Letztlich wird, ausgehend vom rechten Ventrikel, die große Masse des linken Ventrikels erregt. Das EKG zeigt daher eine zweite R-Zacke. Der gesamte Kammerkomplex ist i. d. R. verbreitert. Der linke Tawara-Schenkel teilt sich auf septaler Ebene in einen anterioren und einen posterioren Ast auf. Bildlich hilft es, sich den Verlauf der linken Schenkel als offenen Dreiviertelkreis vorzustellen. Ausgehend von einem gemeinsamen basal gelegenen Punkt im Septum nimmt die Erregung einen oberen und einen unteren bogenhaften Verlauf. Dies führt physiologischerweise zum Indifferenztyp.

Linksanteriorer Hemiblock Hier fällt der obere Bogen aus, der untere Bogen dominiert und die Herzachse ändert hin zum überdrehten Linkstyp. Bei umgekehrtem Ausfall zeigt sich ein Rechtstyp bzw. überdrehter Rechtstyp. Der Linksschenkelblock findet sich bei einer Aortenstenose, tritt aber auch im Rahmen einer akuten Ischämie auf.

Rhythmusstörungen

Supraventrikuläre Rhythmusstörungen (SVR) Sie finden ihren Ursprung in Sinus-, AV-Knoten oder generell im Vorhof. Der QRS-Komplex ist normal.

Ventrikuläre Rhythmusstörungen (VR) Der Ursprung liegt distal der Segelklappenebene. Der QRS-Komplex und die T-Welle sind abnorm. Zusätzlich zeugt die T-Welle von konsequenten Repolarisationsstörungen.

Ersatzrhythmus Einen Rhythmus, der nicht vom Sinusknoten ausgeht, bezeichnet man als Ersatzrhythmus. Die Ursache für den Ersatzrhythmus findet sich i. d. R. proximal des Ersatzrhythmusursprungs. Im EKG fällt ein Ersatzschlag verspätet ein (DD: Extrasystolen fallen verfrüht in den normalen Rhythmus ein).

Beim supraventrikulären Ersatzrhythmus fällt der Sinusknoten temporär aus. Folglich übernimmt ein Zentrum im Vorhof die Erregungsbildung. Demnach wird der restliche Vorhof paradox erregt. Somit zeigt das EKG eine abnorme P-Welle und eine abnormes PQ-Intervall.

AV-Knoten-Rhythmus Hier fehlen im EKG P-Wellen (Sie werden vom QRS-Komplex überlagert). Die Herzfrequenz nimmt ab.

Extrasystolen (ES) Diese Ersatzschläge fallen frühzeitig ein und gehen von Zentren distal des Sinusknotens aus. Extrasystolen des Vorhofs zeigen sich im EKG mit einer abnormen P-Welle und einem abnormen PQ-Intervall. Bei Extrasystolen des AV-Knotens wird die P-Welle vom QRS-Komplex überlagert und ist nicht zu erkennen. Beide Ersatzschläge sind supraventrikuläre Extrasystolen (SVES). Der QRS-Komplex ist normal. Die nachfolgende P-Welle tritt verspätet auf.

Ventrikuläre Extrasystolen (VES) Hier ist der QRS-Komplex verbreitert. Die T-Welle verläuft gegenläufig ihrer Normalauslenkung. Jedoch tritt die nachfolgende P-Welle nicht verspätet auf. Fällt eine ventrikuläre Extrasystole in den aufsteigenden Teil einer T-Welle ein (vulnerable Phase), kann es zu Kammerflimmern kommen.

Supraventrikuläre Tachykardien (SVT) Sie gehen entweder von Zentren im Vorhof oder vom AV-Knoten aus. Bei der Vorhoftachykardie werden die Vorhöfe und nachfolgend die Ventrikel erregt. Die P-Welle fällt in die absteigende Phase der vorrangegangenen T-Welle ein. Ab einer Vorhoffrequenz von 200 B/min untersagt der AV-Knoten einzelne Überleitungen auf die Ventrikel. Dies entspricht einem physiologischen AV-Block Grad II. Das EKG zeigt das Bild einer regelmäßigen „x"/1-Überleitung. Der Vorhof hat die x-fache Frequenz des Ventrikels. Ab einer Vorhoffrequenz von > 250 B/min zeigt sich im EKG das typische Sägezahnmuster. Eine isoelektrische Linie fehlt. Dieses Bild bezeichnet man als Vorhofflattern. Zur Diagnostik einer SVT eignet sich die Karotisdruckmassage. Hier wird über den N. vagus eine negativ chronotrope und negativ dromotrope Wirkung vermittelt. Der N. vagus hat keinen Einfluss auf die Ventrikel. Somit zeigt die Karotisdruckmassage keine Wirkung bei der ventrikulären Tachykardie (VT).

AV-Knoten-Tachykardie Hier werden die P-Wellen vom QRS-Komplex überlagert und sind im EKG nicht sichtbar. Auch hier ist die Karotisdruckmassage gewinnbringend. Alternativ kann mit Adenosin therapiert werden.

Ventrikuläre Tachykardien (VT) Sie haben ihren Ursprung im ventrikulären Myokard. Sie haben eine Frequenz von > 120 B/min. Das

EKG zeigt einen breiten QRS-Komplex, der sowohl P- als auch T-Welle überlagert und somit unsichtbar macht. VTs finden sich gehäuft bei akutem Myokardinfarkt.

Vorhofflimmern (VHF) Es findet keine regelrechte Kontraktion des Vorhofs statt. Einzelne Myokardabschnitte des Vorhofs sind elektrisch entkoppelt. Es entstehen in mehreren Zentren elektrische Potenziale. Somit wird der Vorhof an unterschiedlichen Stellen, zu unterschiedlichen Zeitpunkten erregt (asynchron). Im EKG fehlt die P-Welle. Stattdessen findet man eine Wellenlinie. Der QRS-Komplex fällt unregelmäßig ein, ist aber normoform. Der AV-Knoten erhält ein unregelmäßiges Dauerfeuer aus dem Vorhof. Er sondiert einzelne Signale aus und leitet unregelmäßig auf die Ventrikel über.

Kammerflimmern Die Erregung geht von ventrikulären Myokardabschnitten aus. Diese Myokardabschnitte sind elektrisch entkoppelt. Dies führt zu insuffizienten Kontraktionen der Ventrikel. Folglich nimmt die Auswurffraktion ab. Das EKG zeigt unregelmäßige Zacken und Wellen. Normale EKG-Strukturen sind nicht erkennbar.

Wolff-Parkinson-White-Syndrom (WPW) Es besteht ein parallel zu AV-Knoten und His-Bündel gelegenes, zusätzliches Erregungsleitungsbündel (akzessorische Bahn). Diese akzessorische Bahn unterliegt keiner AV-Knoten-Kontrolle. Standardmäßig erzeugt der Sinusknoten ein Potenzial. Die nachfolgende Erregung durchläuft beide Leitungswege. Auf dem akzessorischen Weg trifft die Erregung verfrüht im Ventrikel ein. Im EKG ist das PQ-Intervall verkürzt und die R-Zacke steigt verfrüht, jedoch langsamer an (δ-Welle). Der QRS-Komplex erscheint verbreitert. Eine gefürchtete Komplikation ist die paroxysmale Reentry-Tachykardie. Zunächst durchläuft die Erregung die akzessorische Bahn. Anschließend wird sie auf ventrikulärer Ebene auf das His-Bündel übertragen. Das His-Bündel leitet nun retrograd auf den Vorhof über. Von hier aus nimmt die Erregung erneut den Weg über die akzessorische Bahn. So entsteht ein Kreislauf, den man als **Circus-Movement-Tachykardia (CMT)** bezeichnet. Der gegenläufige Kreislauf ist ebenso möglich. Ein typisches Anzeichen der CMT ist das Fehlen von P-Wellen. Die CMT kann durch Vagusstimulation beendet werden. Vorhofflimmern kann bei CMT-Patienten mit vulnerablen Kammeranteilen auf die Ventrikel übertragen werden. Hierbei kann das Vorhofflimmern sogar durch die CMT induziert worden sein. Dieser Zustand ist lebensbedrohlich. Rezidivierende Synkopen im Kindesalter sind pathognomisch für das WPW-Syndrom.

Ventrikuläre Hypertrophie

Rechtsherzbelastung In deren Folge nimmt die Muskelmasse des rechten Ventrikels zu. Die vermehrte Masse bedingt mehr elektrische Erregung. In V1 wird die R-Zacke positiv und die T-Welle deutlich negativ. Die Herzachse verschiebt sich nach rechts. Kommt es zusätzlich zu einer Hypertrophie des Vorhofs, zeigt das EKG eine spitze P-Welle. Auch im Rahmen einer Lungenembolie können die Anzeichen einer Rechtsherzbelastung auftreten.

Linksherzbelastung Sie führt zu einer Hypertrophie des linken Herzens. Folglich nimmt die Muskelmasse des linken Ventrikels zu. Das EKG zeigt in V5–V6 eine hohe R-Zacke und in V1 eine tiefe S-Zacke (der erste positive Ausschlag ist die R-Zacke). Die Herzachse verschiebt sich nach links.

ST-Strecke

Während der ST-Strecke sind die Ventrikel vollständig erregt. ST-Hebungen gehen oftmals ST-Senkungen voraus. Im Rahmen der Angina pectoris nimmt die Myokardperfusion bei körperlicher Bewegung ab. Die Myozyten zeigen eine gestörte Erregbarkeit. Im EKG treten ST-Senkungen auf.

ST-Hebungen sind Anzeichen von ischämisch nekrotischen Myokardveränderungen. Man findet sie v. a. im Rahmen des akuten Myokardinfarkts. Der Vorderwandinfarkt ist in V1–V4 sichtbar. Der strikt posteriore Infarkt ist in V5–V9 und der tief gelegene posteriore Infarkt („Hinterwandinfarkt“) in II, III und aVF sichtbar. Ist lediglich die endokardiale Schicht von der Ischämie betroffen, so kann die ST-Hebung im EKG fehlen. Dann spricht man von einem NSTEMI (Non-ST-Elevated Myocardial Infarciation). Beim STEMI (ST-Elevated Myocardial Infarciation) ist die gesamte Herzwand von der Ischämie betroffen (transmural). Der NSTEMI hat eine günstigere Prognose als der STEMI. Generalisierte ST-Hebungen sprechen für eine Perikarditis.

T-Welle

Die T-Welle ist nur in aVR und V1 negativ. Eine T-Negativierung ist ein Spätzeichen beim Myokardinfarkt und kann nachfolgend persistieren. Sie findet sich i. d. R. in den gleichen Ableitungen wie die ST-Hebung. Digitalis führt zur T-Umkehr. Eine Hyperkaliämie löst hohe T-Wellen aus. Dies kann im EKG eine ST-Hebung vortäuschen. Eine Hyperkalzämie bedingt die rasche Abhandlung von Depolarisation und Repolarisation. Folglich ist die QT-Zeit verkürzt.

- Bewegt sich die Erregung auf die Elektrode zu, ist der Ausschlag im EKG positiv.
- P-Welle: Vorhoferregung; QRS-Komplex: Ventrikelerregung; T-Welle: Erregungsrückbildung Ventrikel.
- Der physiologische Lagetyp beim Erwachsenen ist der Indifferenztyp.
- Der Verlauf des STEMI: ST-Hebung → pathologisches Q → T-Negativierung.
- Das Fehlen einer ST-Hebung schließt einen Myokardinfarkt nicht aus.

ZUSAMMENFASSUNG

Diagnostik des akuten Koronarsyndroms

Die WHO definiert den akuten Myokardinfarkt mit zwei der folgenden drei Zeichen:

- typische Beschwerden
- typischer EKG-Befund
- typische Laborparameter

Unter dem Begriff akutes Koronarsyndrom (ACS) fasst man die instablie Angina pectoris, den NSTEMI und den STEMI zusammen. Die fünf wichtigsten Laborparameter in der Diagnostik des ACS sind: CK, CK-MB, Myoglobin und die kardialen Troponine I und T. Die kardialen Troponine weisen die höchste diagnostische Spezifität und Sensitivität auf. Sie gelten als diagnostischer Goldstandard. ▶ Tabelle 8.1 zeigt den Verlauf der kardialen Marker im Rahmen des ACS.

Kardiale Troponine

Der kontraktile Apparat der Muskulatur wird durch die Proteine Troponin I, Troponin T und Troponin C reguliert. Von Troponin I und Troponin T existieren herzspezfische Isoformen, die als kardiales Tropnin I (cTnI) und kardiales Troponin T (cTnT) bezeichnet werden. Die kardialen Troponine werden bei myokardialem Zelluntergang, beispielsweise im Rahmen des akuten Koronarsyndroms, ins periphere Blut ausgeschwemmt. Man findet sie anteilig frei im Zytosol der Myozyten. Größtenteils sind sie jedoch Bestandteil der Aktinfilamente des Zytsoskeletts und des Sarkomers. Im Anfangsstadium wird zunächst die zytosolische Menge an kardialen Troponinen freigesetzt. Etwa 4 h nach dem Ereignis verzeichnet man einen Anstieg der Marker im Serum. Ihr Maximum ist nach ca. 20 h erreicht. Trotz einer niedrigen Halbwertszeit (beide ca. 2 h) sind die Marker über 7 bzw. 10 Tage nachweisbar. Auf ein ischämisches Ereignis folgt i. d. R. eine Nekrose der Myozyten. Hierdurch wird auch die nichtzytosolische Menge an kardialen Troponinen freigesetzt.
Die Empfehlung zur Bestimmung des cTnI und der cTnT lautet:

1. Bei Klinikaufnahme (inklusive CK, CK-MB)
2. 4 h nach Aufnahme (Ausschluss eines Infarkts)
3. bei positiven Troponinwerten → alle 2 d

Jedes Labor hat seine eigenen Normwertgrenzen. Dennoch kann man grob ein generell gültiges Intervall für die Normwerte des cTnI angeben. Ab der Untergrenze von 0,5 ng/ml, kann ein akuter Myokardinfarkt ausgeschlossen werden (**Cave**: Bei positiver Klinik und positivem EKG-Befund bei gleichzeitigem negativen Labor, liegt dennoch ein Myokardinfarkt vor!). Werte > 2,0 ng/ml sind ein sicherer Nachweis für einen transmuralen Infarkt. Im Graubereich zwischen den Grenzwerten liegt womöglich ein nichttransmuraler Infarkt vor. Auch im Rahmen der instabilen Angina pectoris kann das cTnI erhöht sein. Gleiches gilt für herzchirurgische und kardiologische Interventionen, für die Herz- und Niereninsuffizienz als auch für schwere Skelettmuskelschäden.

Gesamt-Kreatinkinase und Kreatinkinase-MB

Die Kreatinkinase (CK) katalysiert einen reversiblen Schritt zur Energiespeicherung: Kreatinphosphat + ADP → Kreatin + ATP.
Die Kreatinkinase ist ein dimeres Molekül aus den Untereinheiten CK-„M“uscle und CK-„B“rain. Sie kommt ubiquitär in den Zellen vor. Die größte Masse an CK-MM findet man im Skelettmuskel, die größte Masse an CK-BB im Gehirn und die größte Masse an CK-MB im Myokard. Laborchemisch kann man die Dimere als auch die Gesamt-CK bestimmen. Ist die Gesamt-CK erhöht, muss kein kardialer Schaden vorliegen. Wahrscheinlicher sind in diesem Fall Mikrotraumen des Skelettmuskels durch Überanstrengung oder intramuskuläre Injektionen. Auch bei der Duchenne Muskeldystrophie ist die Gesamt-CK erhöht.
Für die Diagnostik des akuten Koronarsyndroms muss zusätzlich die CK-MB bestimmt werden. Anschließend werden beide Werte zueinander ins Verhältnis gesetzt.
Hierbei gilt:

- CK-MB/Gesamt-CK > 6 % → kardiale Ursache
- CK-MB/Gesamt-CK > 20 % → abnorme CK-Varianten, Laborfehler
- CK-MB/Gesamt-CK < 6 % → skelettale Ursache

Wird das akute Koronarsyndrom therapiert und das Myokard reperfundiert, fallen die CK-Werte schneller als die kardialen Troponine. Somit wird der zeitliche Verlauf des akuten Koronarsyndroms mit den CK-Werten kontrolliert. Bei einem Reinfarkt steigen die CK-Werten erneut an.

Myoglobin

Myoglobin kommt v. a. in den roten Muskelfasern der Skelettmuskulatur und im Myokard vor. Die Spezifität für den Herzmuskel ist gering. Als Hämprotein speichert es Sauerstoff. Somit dient es dem Muskel als Sauerstofflieferant beim aeroben Stoffwechsel. Myoglobin ist ein sehr kleines Molekül. Folglich wird es nach einem Infarkt als erster Marker ins Blut ausgeschwemmt. Der Anstieg kann für kurze Zeit im Serum nachgewiesen werden. Das Myoglobin ist auch im Rahmen von Skelettmuskelschäden erhöht.

Diagnostik der Herzinsuffizienz

Natriuretische Peptide

Es existieren mehrere natriuretische Peptide. Vor allem das **BNP** (Brain natriuretic Peptide) findet Anwendung in der Diagnostik der Herzinsuffizienz. Die Peptide wirken natriuretisch, diuretisch, vasodilatatorisch und folglich blutdrucksenkend. Sie gelten als Gegenspieler des Renin-Angiotensin-Aldosteron-Systems. BNP wurde zuerst im Gehirn entdeckt. Bei vermehrter Ventrikelfüllung erhöht sich die Wandspannung. Auf diesen Reiz hin wird BNP gebildet. Es wird nicht gespeichert. BNP wird als Prohormon ins periphere Blut ausgeschwemmt und kann im Serum nachgewiesen werden. Das N-terminale Spaltprodukt des Prohormons wird i. d. R. zur Diagnostik herangezogen (NT-proBNP). Die Zielstrukturen des BNP sind die Niere und das Gefäßendothel. Bei gleichzeitiger Niereninsuffizienz ist die Spezifität des BNP für die Herzinsuffizienz herabgesetzt. Das NT-proBNP wird bei akuter Dyspnoe mit Verdacht auf akute Herzinsuffizienz bestimmt. Es findet auch Anwendung zur Bewertung der Pumpfunktion bei Z. n. Myokardinfarkt.

Tab. 8.1: Potenzielle Werte und potenzieller Verlauf der kardialen Marker im Rahmen des akuten Koronarsyndroms.

Marker	HWZ im Blut	Erster Anstieg	Maximum	Nachweisbar für
Troponin T	2 h	4 h	20 h	> 10 Tage
Troponin I	2 h	4 h	20 h	> 7 Tage
Gesamt-CK	18 h	4–6 h	15–20 h	72 h
CK-MB	15 h	4–6 h	15–18 h	60 h
Myoglobin	20 min	2–3 h	4 h	10–15 h

- Der Goldstandard in der laborchemischen Diagnostik des ACS sind die kardialen Troponine.
- Das Verhältnis CK-MB/Gesamt-CK erlaubt die Beurteilung des Verlaufs des akuten Koronarsyndroms, dessen Therapieansprechens und die Diagnostik eines Re-Infarkts.
- Myoglobin ist der früheste Marker des akuten Koronarsyndroms.
- NT-proBNP erlaubt eine indirekte Aussage über die Auswurffraktion des Ventrikels und wird in der Diagnostik der Herzinsuffizienz eingesetzt.

ZUSAMMENFASSUNG

Röntgen

Thoraxaufnahme

Die Thoraxaufnahme wird in zwei, aufeinander senkrecht stehende Ebenen am stehenden Patienten in Inspirationsstellung durchgeführt (posterior-anterior und rechts-links). Ohne Kenntnis des Normalbefundes ist keine Diagnostik möglich (▸ Abb. 9.1).
Die Herzgröße wird in der p.-a. Aufnahme beurteilt. Hierzu wird der größte Transversaldurchmesser bewertet. Dabei gilt: Der maximale Transversaldurchmesser darf die Hälfte des Thoraxdurchmessers nicht überschreiten. Eine ventrikuläre Hypertrophie ist in der r.-l. Aufnahme zu bewerten.
Nach **Kontrastmittelgabe** (KM-Gabe) mittels Breischluck ist der Ösophagus gut vom linken Ventrikel zu differenzieren.
Bei einer linksventrikulären Hypertrophie ist der Retrokardialraum verkleinert (Abstand der hinteren Herzwand zur Wirbelsäule). Zudem wird der Ösophagus nach dorsal verlagert. Bei einer rechtsventrikulären Hypertrophie ist der Retrosternalraum verkleinert.

Computertomografie (CT) und Magnetresonanztomografie (MRT)

In der CT-Aufnahme ist eine gute Beurteilung der gesamten Herzmorphologie wie auch der abgehenden und zuführenden Gefäße möglich. Mittels Kontrastmittel werden Perfusion und somit Vitalität des Myokards beurteilt. Dabei erscheinen minderdurchblutete Areale hypodens. Das CT kann ein 3D-Abbild des Herzens erstellen. So können selektiv die Koronargefäße dargestellt werden. Selbst kleine Gefäßplaques werden von dieser Methode erfasst. Das CT tritt zunehmend in Konkurrenz zur Herzkatheteruntersuchung, kann jedoch den Stenosegrad noch nicht mit gleich hoher Präzision quantifizieren.
Zur Weichteildiagnostik (z. B. Herztumore, Perikarderkrankungen) ist das MRT dem CT überlegen. Zudem wird der Patient keiner Strahlenbelastung ausgesetzt.

Echokardiografie

Bei der transthorakalen Echokardiografie liegt der Patient zur Untersuchung in der Linksseitenlage. Der linke Arm wird angehoben, sodass die linke Handfläche in den Nacken gelegt werden kann. Es wird eine Schallfrequenz von 2,2–3,5 MHZ gewählt.
Intraoperativ ist die transösophageale Echokardiografie der Goldstandard. Die Schallfrequenz kann erhöht werden und somit eine höhere Auflösung erzielt werden. Zudem verwaschen weniger Artefakte das Bild. So können auch schwer einsehbare Bereiche beurteilt werden.

M-Mode

Beim M-Mode werden die Ultraschallwellen in nur eine Richtung ausgesandt. Folglich werden auch nur die kardialen Strukturen reflektiert, die sich in eben dieser Richtung befinden. Auf der y-Achse wird die Schichtdicke aufgetragen. Die x-Achse gibt den zeitlichen Verlauf wieder. Diese Methode gibt sehr genauen Aufschluss über den Durchmesser der Herzwände. Somit ist bei hypertrophen Erkrankungen der M-Mode das diagnostische Mittel der Wahl (▸ Abb. 9.2).

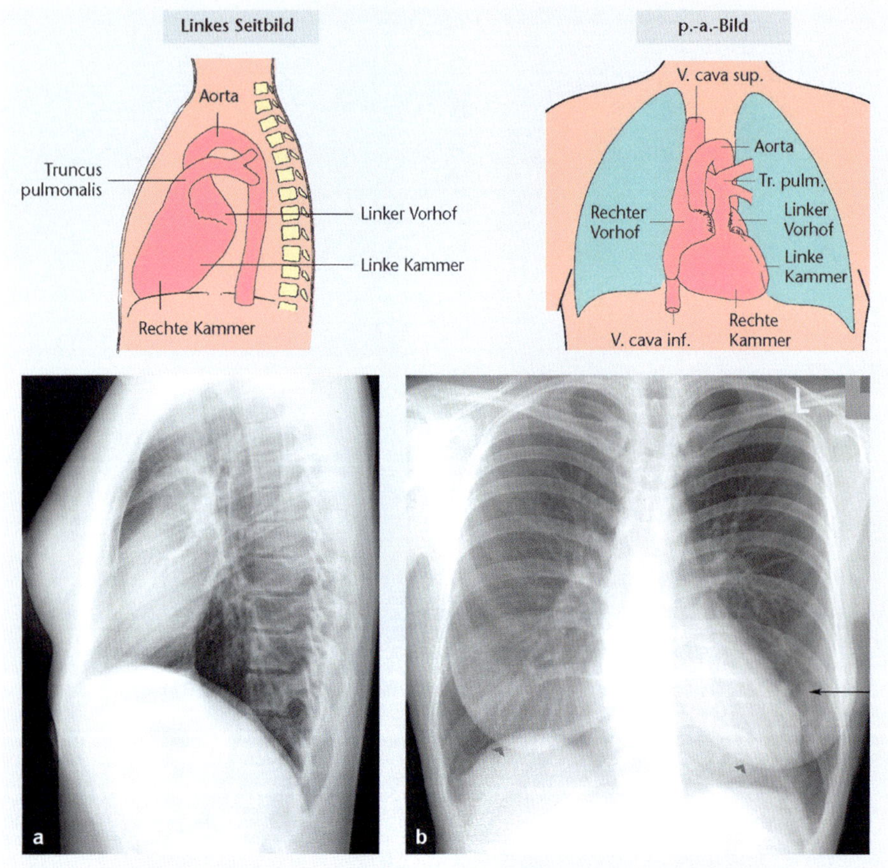

Abb. 9.1: Thoraxaufnahme weibliche Person. Unten: Normalbefund. Die Mammae bedingen einen ausgeprägten Weichteilschatten (Pfeilspitzen). Mamille (Pfeil). Oben: Zeichnung der konturbildenden Strukturen. [9, 10]

Doppler-Echokardiografie

Die Ultraschallwellen treffen mit einer bestimmten Frequenz auf das zu untersuchende Organ. Stoßen sie auf fließendes Material (Blut), so verändert sich die Frequenz des Schalls. Bewegt sich das Blut auf den Schallkopf zu, wird die Frequenz erhöht. Bewegt sich das Blut vom Schallkopf weg, wird die Frequenz erniedrigt. Dem Dopplergerät ist es möglich, die Geschwindigkeit des Blutflusses zu bestimmen. Bei einer Klappenstenose wird das Blut abgebremst. Das Dopplergerät berechnet anhand des Geschwindigkeitsunterschieds den Druckgradienten über der Klappe. Somit ist eine Aussage über das Ausmaß der Stenose möglich. Aus den gewonnenen Daten können die verbliebene Öffnungsfläche und das Schlagvolumen ermittelt werden.

> Die Pumpfunktion des Herzens wird mit Echokardiografie und Herzkatheter beurteilt.

In der farbkodierten Doppler-Echokardiografie wird der Blutfluss farblich dargestellt. Bewegt sich das Blut auf den Schallkopf zu, erscheint es rot. Bewegt sich das Blut vom Schallkopf weg, erscheint es blau. Mit dieser Methode werden Klappenvitien und Shunt-Verhältnisse beurteilt (▶ Abb. 9.3). So sieht man z. B. im Rahmen einer Mitralinsuffizienz einen systolischen Regurgitationsjet, gegensätzlich der Farbe bei diastolischer Vorhofentleerung (▶ Abb. 9.3).

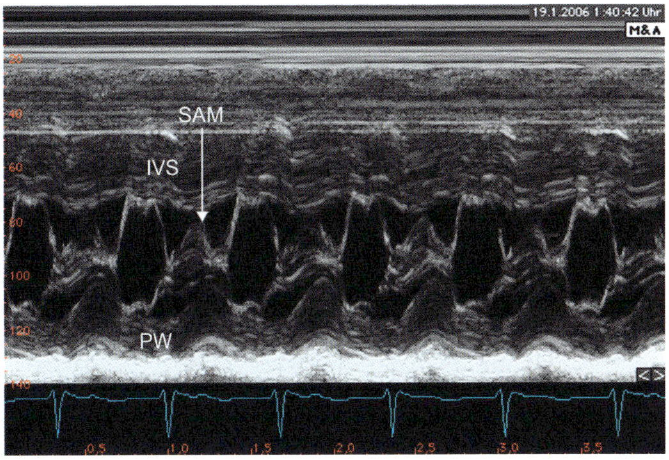

Abb. 9.2: M-Mode. Die systolische Bewegung wird aufgezeichnet (SAM = Systolic Anterior Motion, IVS = interventrikuläres Septum, PW = Hinterwand). [11]

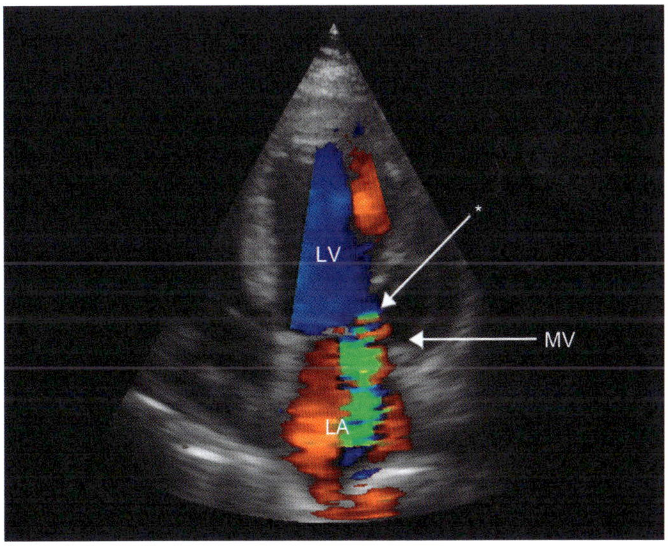

Abb. 9.3: Farbdoppler – Vierkammerblick. Mitralinsuffizienz. LV: linker Ventrikel. LA: linker Vorhof. MV: Mitralklappe. * Flusskonvergenzzone: Bereich des Farbumschlags. Der systolische Regurgitationsjet über der Klappe ist gegensätzlich zur diastolischen Vorhofentleerung gefärbt. [11]

Herzkatheter

Der Katheter wird in Seldinger-Technik durchgeführt. Zunächst wird ein Gefäß punktiert. Für den Rechtsherzkatheter sind die V. femoralis, V. subclavia, V. jugularis und die V. cubiti geeignet. Für den Linksherzkatheter eignen sich die A. femoralis, A. brachialis und die A. radialis. Anschließend wird die Nadel entfernt. Dabei wird deren Kanüle im Gefäß belassen. Nun wird ein Führungsdraht unter Röntgendurchleuchtung durch die Kanüle in das Gefäßsystem vorgeschoben. Jetzt kann die Kanüle entfernt und die Punktionsstelle dilatiert werden. Der Führungsdraht muss hierbei unbedingt fixiert bleiben. Nachfolgend wird über den Führungsdraht der Katheter in das Gefäß eingeführt. Jetzt kann der Führungsdraht entfernt werden.

Der Katheter ermöglicht Aussagen über Klappenvitien, Pumpfunktion, Druckverhältnisse des Herzens und Koronarstatus.

Rechtsherzkatheter

Der Katheter erreicht über das Gefäßsystem das rechte Herz. Mit dem Rechtsherzkatheter werden die Druckverhältnisse im kleinen Kreislauf beurteilt. Hierbei dient der mittlere Druck im rechten Vorhof als Maßstab für den **zentralen Venendruck (ZVD)** und somit als Maßstab für das Blutvolumen (Norm: 1–5 mmHg). Ist das Blut aus dem kleinen Kreislauf rückgestaut, steigt letztendlich auch der Druck im rechten Vorhof an.

Der Druck in rechtem Ventrikel und A. pulmonalis (Norm: systolisch 20–30 mmHg, diastolisch 2–7 mmHg) kann Rückschlüsse auf die Druckverhältnisse im linken Herzen zulassen. Bei einer Linksherzinsuffizienz staut sich das Blut in den kleinen Kreislauf und rückwirkend auch ins rechte Herz zurück. Nur in seltenen Fällen ist die Druckerhöhung im rechten Ventrikel durch Erkrankungen des rechten Herzens oder des kleinen Kreislaufs bedingt. Häufiger findet sich eine Druckerhöhung im Rahmen eines Mitralklappenvitiums. Auch eine COPD (Chronic Obstructive Pulmonary Disease) führt zu einer Druckerhöhung.

Liegt kein Mitralvitium vor, dann ist der diastolische Druck des linken Herzens gleich hoch wie der Druck in Pulmonalvenen und -kapillaren (PC). Somit kann durch eine Druckmessung (mittels Ballonkatheter) in den Pulmonalkapillaren eine Aussage über die Druckverhältnisse des linken Herzen getroffen werden.

Prinzip

Der PC-Druck und der Pulmonalisdruck werden bestimmt. Zum Verständnis der folgenden Ausführung wird der Pulmonalisdruck als pathologisch erhöht angenommen.

Nun wird kalte NaCl-Lösung über ein proximales Lumen in den rechten Vorhof injiziert. Anschließend wird der Temperaturverlauf am distalen Ende des Katheters gemessen (in der A. pulmonalis). Aus den Ergebnissen berechnet man das Herzminutenvolumen.

Differenzialdiagose der pulmonalen Hypertonie Dafür wird der pulmonalvaskuläre Widerstand (PVR) berechnet: PVR = (Pulmonalisdruck – PC-Druck)/HMV. Bei Erkrankungen der pulmonalen Gefäße oder des pulmonalen Gewebes (COPD) ist der PVR erhöht. Bei Erkrankungen des linken Herzens ist er i. d. R. normal.

Differenzialdiagnose im Schockzustand Beim septischen Schock ist das Herzminutenvolumen erhöht, der systemarterielle Widerstand (SVR) erniedrigt. Beim kardiogenen Schock ist das Herzminutenvolumen erniedrigt, der SVR erhöht: SVR = [aortaler Mitteldruck – rechtsatrialer Mitteldruck]/HMV

Sauerstoffkonzentrationen Sie können ebenso mit dem Rechtsherzkatheter gemessen werden. Liegt ein VSD/ASD vor, misst man erhöhte Sauerstoffsättigungen (Sättigungssprung) auf der Ebene des Shunts.

Rechts-links-Shunt Zur Diagnose wird Kontrastmittel in das rechte Herz injiziert. Liegt ein Shunt vor, kontrastiert sich das linke Herz unmittelbar nach der Injektion.

Linksherzkatheter

Der Katheter wird über den Aortenbogen in den linken Ventrikel vorgeschoben und nachfolgend der Druck im Ventrikel gemessen. Liegt ein linksventrikuläres Pumpversagen vor, verbleibt ein vermehrtes Blutvolumen im Ventrikel. Dann ist der Druck (LVEDP = Left ventricular enddiastolic Pressure) erhöht.

Nun wird der Katheter über die Aortenklappe hinaus zurückgezogen und dabei der Druck über der Klappe gemessen. Über den Druckgradienten kann eine Aussage über die Klappenfunktion getroffen werden.

Mitunter wird ein Ventrikulogramm erstellt. Hierzu wird Kontrastmittel in den linken Ventrikel injiziert (**Ventrikulografie**). Das Ventrikulogramm erlaubt Aussagen über enddiastolisches und endsystolisches Volumen. Mit den Ergebnissen wird die Auswurffraktion berechnet und somit die Pumpfunktion des Ventrikels beurteilt (Norm ~ 60 %).

Klappeninsuffizienz Sie kann nach Kontrastmittelgabe direkt sichtbar werden. Das Kontrastmittel wird vor der Klappe injiziert. Bei einer Aorteninsuffizienz entweicht es in der Diastole über die Klappe in den Ventrikel und bei einer Mitralinsuffizienz in der Systole über die Klappe in den Vorhof.

Ventrikelseptumdeffekt (VSD) Kontrastmittel wird in den linken Ventrikel injiziert. Liegt ein Ventrikelseptumdeffekt vor, tritt das Kontrastmittel in den rechten Ventrikel über.

Koronare Herzkrankheit (KHK) Der Linksherzkatheter ist das diagnostische Mittel der Wahl. Zudem erlaubt er die interventionelle Versorgung. Dabei wird Kontrastmittel in ein Koronarostium injiziert. Liegt ein Koronarverschluss vor, kommt es vor der Stenose zum Kontrastmittelabbruch. Ist das Koronargefäß stenosiert, zeigt sich eine Flussminderung des Kontrastmittels. So kann eine Aussage über die genaue Lokalisation und das Ausmaß der Stenose getroffen werden (► Abb. 9.4). Schließlich wird der Katheter zurückgezogen und dabei Kontrastmittel in die Aorta abgegeben. So kann der Durchmesser von Aorta ascendens und Aortenbogen beurteilt werden.

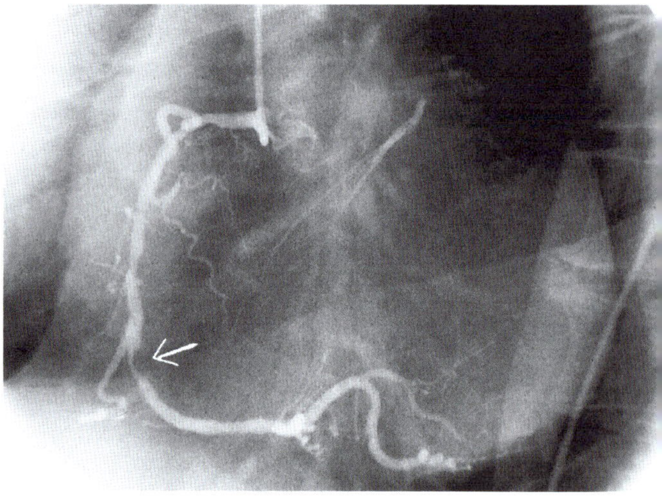

Abb. 9.4: Linksherzkatheter. Stenose der rechten Koronararterie. Röntgendurchleuchtung. Der verminderte Kontrastmittelfluss (→) deckt die Stenose des Ramus interventricularis posterior auf. [12]

Häufige Pathologien in der Herzchirurgie

Herzinsuffizienz

Die koronare Herzerkrankung, die arterielle Hypertonie und Klappenvitien können zur Herzinsuffizienz führen. Dann ist der Herzschatten vergrößert (**Cave**: Auch beim Perikarderguss!). Die Thoraxaufnahme zeigt also nur das „Symptom" Herzinsuffizienz.

Linksherzinsuffizienz (LHI) Der Retrokardialraum ist verkleinert. Das Blut staut sich in die Lungenstrombahn zurück. Folglich erscheinen die Gefäße im Hilusbereich prominent und verwaschen. Dies verleiht dem Herz seine typische Schmetterlingsform (► Abb. 9.5). Zudem kann sich ein Pleuraerguss ausbilden. Zusammenfassend spricht man von einer kardialen Stauung. Weniger genau ist die Bezeichnung „Lungenödem".

> Bei einer **Linksherzinsuffizienz** staut sich das Blut in den Lungenkreislauf zurück. Es entsteht eine pulmonale Hypertonie. Dies führt zur Druckbelastung des rechten Ventrikels und letztendlich zu einer Globalherzinsuffizienz.

Rechtsherzinsuffizienz (RHI) Man findet eine unspezifische Röntgenverdichtung im Bereich des rechten Atriums. Zu dieser Verschattung trägt auch die Dilatation der Hohlvenen bei.

Klappenvitien

In der Diagnostik von Klappenvitien sind Echokardiografie und Herzkatheter der Goldstandard. In der Röntgenuntersuchung können lediglich die Folgeerscheinungen der Klappenvitien diagnostiziert werden. Bei einer Herzinsuffizienz ist der Herzschatten vergrößert.

Aortenstenose Es sind eine hypertrophiebedingte Vergrößerung/Wanddickenzunahme des linken Ventrikels und gelegentlich eine poststenotische Dilatation der Aorta erkennbar. Im Röntgen kann ein prominenter Aortenbogen imponieren.

Mitralklappenstenose Es kommt zu einer Druckbelastung des linken Vorhofs, infolgedessen dieser hypertrophiert. Dann ist im Röntgen die linke obere Herzkontur verstrichen. In der p. a. Ansicht

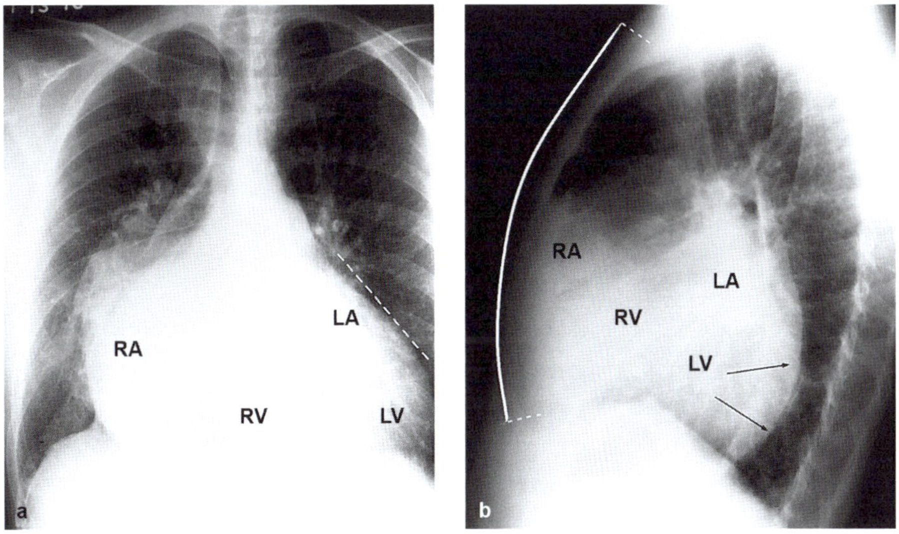

Abb. 9.5: Thoraxaufnahme einer Globalherzinsuffizienz bei Kombination aus Linksherzinsuffizienz (LHI) und Rechtsherzinsuffizienz (RHI). Der retrokardiale (Pfeile) und der retrosternale Raum sind in der r. l.-Aufnahme (b) verkleinert. Das p. a.-Bild zeigt eine Verbreiterung der linken (LHI) und rechten (RHI) Herzkontur (a). Die Gefäße im Hilusbereich erscheinen wolkenartig. (RA = rechter Vorhof, RV = rechter Ventrikel, LA = linker Vorhof, LV = linker Ventrikel). [13]

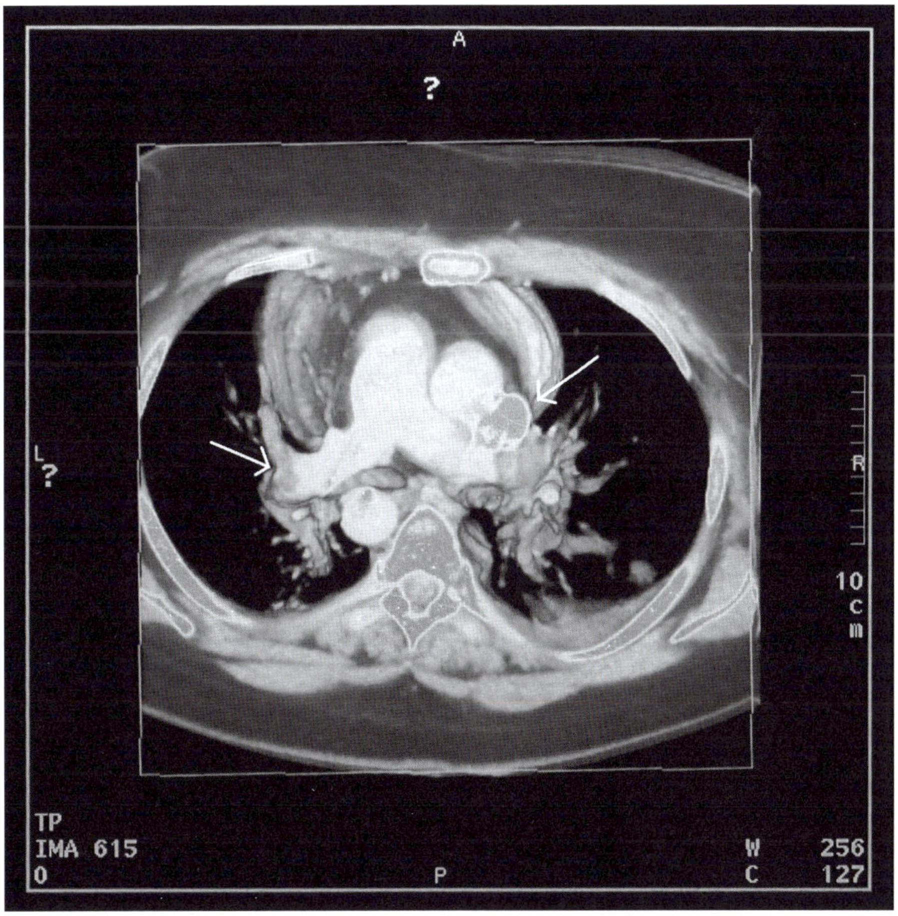

Abb. 9.6: Zentrale Lungenarterienembolie. CT-Angiografie. Die Pfeile zeigen auf hypodense Kontrastmittel-Aussparungen in den Aa. pulmonales. [6]

ähnelt das Herz einem Dreieck. Zudem staut sich das Blut in die Lungenstrombahn zurück. Folglich erscheinen die Gefäße im Hilusbereich prominent und verwaschen.

Mitralklappeninsuffizienz Zwischen linkem Vorhof und Ventrikel stellt sich ein Pendelvolumen ein. Es kommt zu einer Volumenbelastung beider Binnenräume. Das Röntgenbild kann eine Linksherzinsuffizienz zeigen.

Lungenarterienembolie (LAE)

Zumeist geht der Lungenarterienembolie eine tiefe Beinvenenthrombose voraus. Der Thrombus gelangt auf dem Blutweg in die A. pulmonalis und deren Folgegefäße. Hier verursacht er einen Verschluss. Die CT-Angiografie gilt als diagnostischer Goldstandard. Nach Kontrastmittelgabe stellt sich der Thrombus als hypodense Aussparung der Kontrastmittelsäule dar (► Abb. 9.6).

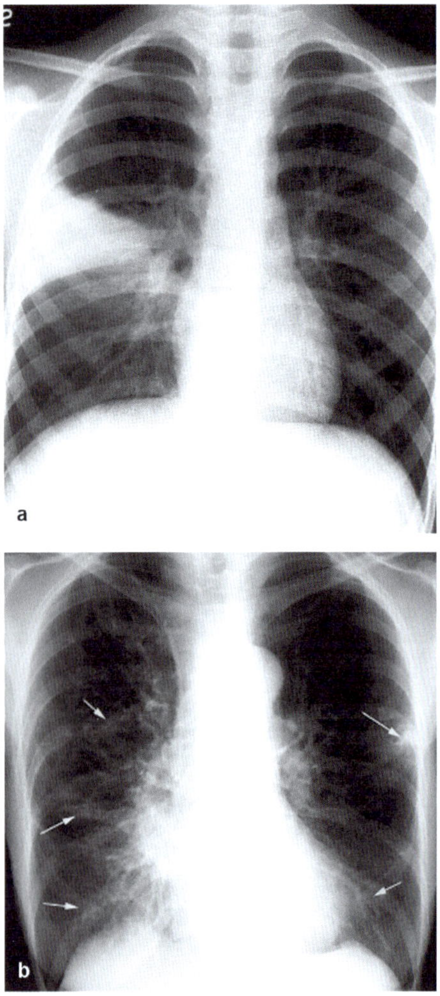

Abb. 9.7: P. a. Röntgen-Thorax. [13, 10]
a) Lobärpneumonie. Ein Infiltrat des Mittellappens zeigt sich als Verschattung.
b) Bronchopneumonie. Die Pfeile deuten auf multifokale, kleine Verschattungen als Zeichen von versprengten, kleinen Infiltraten hin.

> Ein Thrombus kann sich über eine lange Gefäßstrecke ausbreiten und ist nicht als punktförmiger Verschluss zu verstehen.

Pneumonie

Eine Lungenentzündung ist in der Thoraxaufnahme gut zu beurteilen. Tritt Exsudat in den Alveolarraum aus, spricht man von einer typischen Pneumonie. Diese wird in die Lobärpneumonie und die Bronchopneumonie unterteilt.

Lobärpneumonie Sie erscheint großflächig, ist aber auf einen Lappen begrenzt (▶ Abb. 9.7).
Bronchopneumonie Sie weist einen multifokalen Befall auf.
Atypische (interstitielle) Pneumonie Das bindegewebige Lungenparenchym ist entzündet. Hier finden sich multifokale, oft hilusnahe, milchglasartige, fadenförmige Verschattungen. Sie sind als Zeichen von nichtexsudativen Infiltraten zu deuten. (▶ Abb. 9.8). Die atypische Pneumonie wird oft durch Viren, wie das Zytomegalievirus, hervorgerufen. Gerade bei transplantierten, immunsupprimierten Patienten ist auf Anzeichen einer atypischen Pneumonie zu achten.
Pilzpneumonie Sie ist eine gefürchtete Komplikation bei transplantierten Patienten. Eine Aspergillose hat eine Letalität von etwa 80 %. Im Röntgenbild findet sich an Prädilektionsstellen (z. B. tuberkulöse Kavernen) ein Aspergillom. Dies erscheint als homogener Rundschatten mit Luftsichelzeichen (▶ Abb. 9.9).

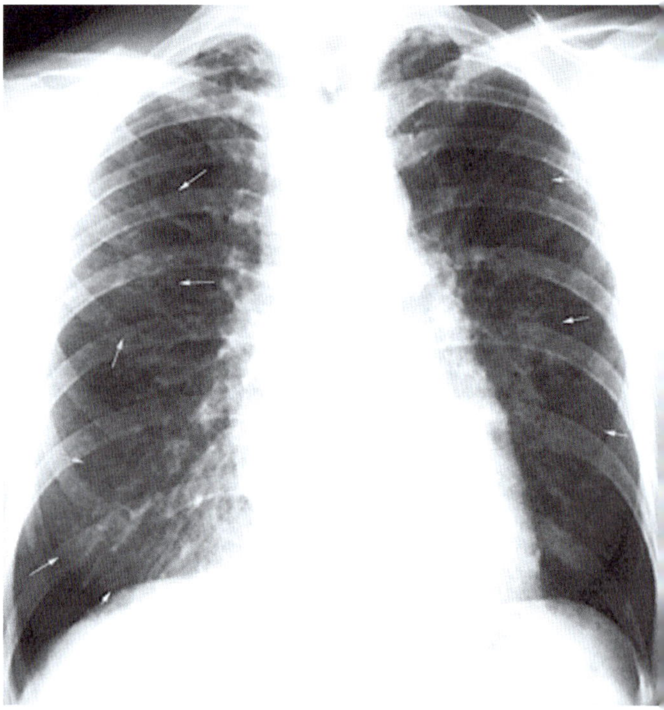

Abb. 9.8: Interstitielle Pneumonie. P. a. Röntgen-Thorax. [16]

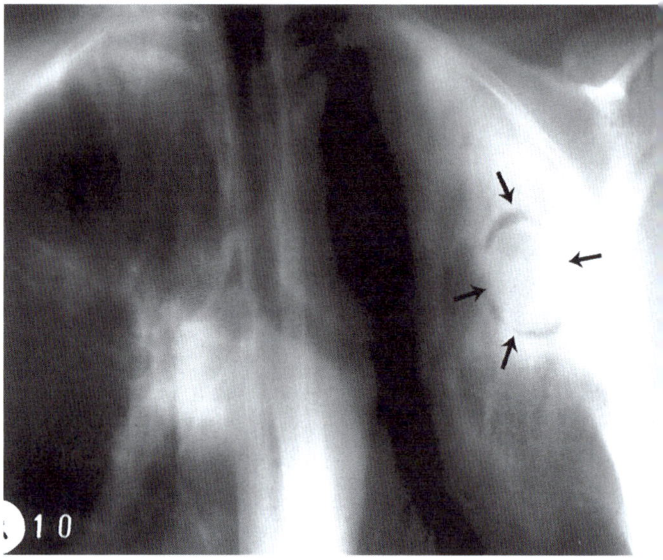

Abb. 9.9: Aspergillom. P. a. Röntgen-Thorax. Homogene Verschattung (Pilzgewebe) mit Luftsichel (Halo-Zeichen) innerhalb einer tuberkulösen Kaverne. [14]

> Bei transplantierten Patienten ist bei Verdacht auf eine Pneumonie immer an eine Aspergillose oder eine Cytomegalievirus-Infektion zu denken.

Pleuraerguss

Ein Pleuraerguss wird vorzugsweise in der Sonografie, alternativ im CT, beurteilt. Postoperativ können die Pleurablätter verkleben. Dann kann der Erguss an nahezu jeder Stelle im Thorax vorkommen. Häufig ist der Erguss gekammert und kann i. d. R. gut punktiert werden.

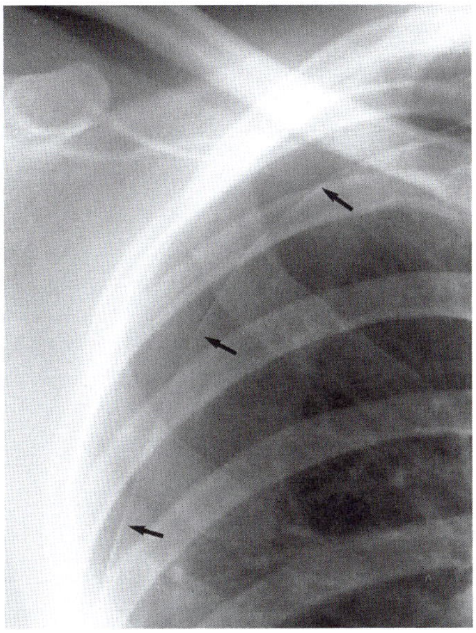

Abb. 9.10: Pneumothorax. P. a. Röntgenaufnahme. Die Pfeile verweisen auf die Pleura visceralis. Jenseits der Pfeile bis zur Thoraxwand stellt sich der luftgefüllte Pleuraspalt dar. [13]

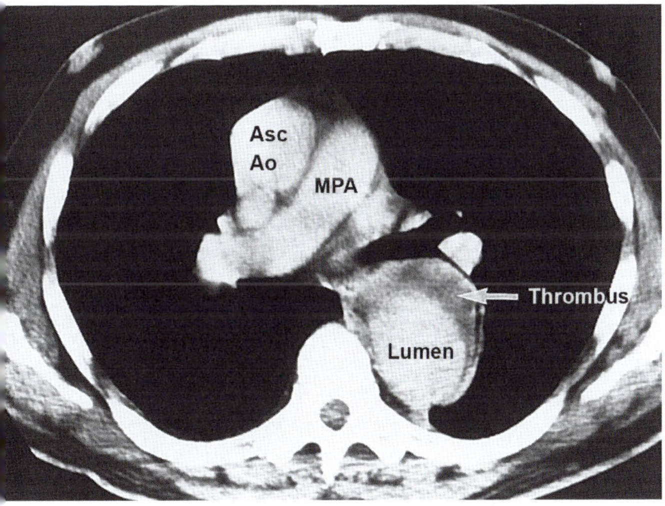

Abb. 9.11: CT-Angiografie. Thrombosiertes Aortenaneurysma im Bereich des Aortenbogens. [13]

Ist der Pleuraerguss Folge eines Traumas (Hämatothorax), oder Folge einer Herzinsuffizienz (Transsudat), sammelt er sich beim stehenden Patienten im Recessus phrenicocostalis. Dann zeigt die r. l. Aufnahme eine keilförmige Verschattung am dorsalen Zwerchfelloberrand.

Pneumothorax

Beim Pneumothorax gelangt Luft in den Pleuraspalt. In dessen Folge hebt sich die Pleura visceralis von der Pleura parietalis ab. An diesen Stellen fehlt im Röntgen jegliche Lungengefäßzeichnung. Man blickt auf einen strahlentransparenten Hintergrund (► Abb. 9.10). Bei Verdacht auf einen Pneumothorax muss die Röntgenaufnahme in Exspirationsstellung erfolgen. Bei Verdacht auf einen ventralen Pneumothorax ist das CT dem Röntgen überlegen.

Aortenaneurysma und Aortendissektion

Das CT ist das diagnostische Mittel der Wahl. Eine Dilatation der thorakalen Aorta > 4 cm gilt als pathologisch. Ein arteriosklerotisches Aneurysma zeigt sich in der CT-Angiografie als hypodense

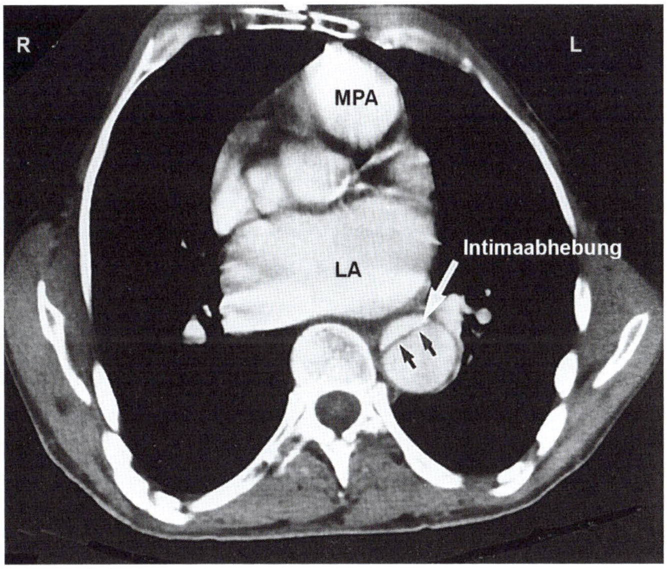

Abb. 9.12: CT-Angiografie. Aortendissektion der Aorta descendens Nach Kontrastmittelgabe stellen sich beide Gefäßlumen hyperdens, mit einer hypodensen Trennwand (Intima) dar. [13]

Erweiterung der Aorta. Dabei wird die Arteriosklerose durch einen hyperdensen randständigen Kalkring sichtbar (► Abb. 9.11). Kommt es zum Einriss der inneren Gefäßwand, fließt Blut zwischen die Intima und die Media. Es entsteht ein falsches Gefäßlumen. Dabei kommt es distal des Einrisses häufig zu weiteren Intimaeinrissen. Folglich fließt das Blut parallel zum eigentlichen Gefäßlumen. Man spricht von einer **„Re-entry"-Aortendissektion** (► Abb. 9.12). Beim Typ A nach Stanford kann die Aorta ab dem aufsteigenden bis zum deszendierenden Bereich betroffen sein.

- Die Diagnostik der Herzinsuffizienz gelingt mittels Kombination aus Röntgen-Thorax, Labor und Echokardiografie.
- Klappenvitien werden mittels Herzkatheter oder Echokardiografie beurteilt.
- Die Lungenarterienembolie wird mittels CT-Angiografie diagnostiziert.
- Ein Aortenlumen > 5 cm ist eine Operationsindikation.
- Eine rupturierte Aortendissektion geht mit einer Letalität von > 90 % einher.
- Das Merkwort für den Farbdoppler ist „BART" (blue away, red towards).
- Mit dem Rechtsherzkatheter können Aussagen über den kleinen Kreislauf, aber auch das rechte und linke Herz getroffen werden.
- Zur Darstellung der Koronarien ist der Linksherzkatheter Mittel der Wahl.

ZUSAMMENFASSUNG

Spezieller Teil

Herzchirurgie erworbener Pathologien

Herzchirurgie kongenitaler Pathologien

10 KORONARE HERZKRANKHEIT

Definition

Als koronare Herzkrankheit (KHK) bezeichnet man Erkrankungen der arteriellen Koronargefäße, die über morphologische oder funktionelle Einengungen zu einer Mangelversorgung des Herzens mit Sauerstoff führen. Prinzipiell können jede der drei bedeutenden Koronararterien und deren Seitenäste betroffen sein. Entsprechend spricht man von Hauptstammstenosen (linke Koronararterie vor ihrer Aufzweigung in R. interventricularis anterior und R. circumflexus) sowie koronaren Ein-, Zwei- und Drei-Gefäß-Erkrankung (► Abb. 2.3). In absteigender Häufigkeit findet sich die Stenoselokalisation im R. interventricularis anterior, gefolgt von der rechten Koronararterie und dem seltener befallenen R. circumflexus. Die jährliche Sterblichkeitsrate korreliert mit dem Schweregrad der Erkrankung:

- Ein-Gefäß-Erkrankung: 3–4 %
- Zwei-Gefäß-Erkrankung: 6–8 %
- Drei-Gefäß-Erkrankung: 10–13 %
- Hauptstammstenose: > 30 %

Epidemiologie

Mit einer Inzidenz von 0,6 % pro Jahr gehört die koronare Herzerkrankung zu den häufigsten Todesursachen in den Industrieländern. Das Risiko steigt analog zu jenem der generalisierten Arteriosklerose mit zunehmendem Alter an. Die Prävalenz ist beim männlichen Geschlecht höher, was u. a. auf die protektive Östrogenwirkung bei Frauen zurückzuführen ist.

Ätiologie und Pathogenese

Ursächlich für die koronare Herzkrankheit sind in über 90 % atheromatöse Plaques. Somit stellt sie die kardiale Manifestation der Arteriosklerose dar. Instabile Plaques können entweder zu diffusen Mikroembolien führen oder bei Thrombosebildung eine Koronararterie akut verschließen.

Virale (Epstein-Barr-Virus, Zytomegalievirus, Herpes-Simplex-Virus) sowie bakterielle (Chlamydia pneumoniae) Infektionen konnten ebenfalls identifiziert werden. Man geht davon aus, dass sie die Umwandlung eines Plaques in eine instabile Läsion verursachen.

Als Hauptrisikofaktoren der Arteriosklerose gelten: Nikotinabusus, arterieller Hypertonus, Diabetes mellitus, Fettstoffwechselstörungen, Niereninsuffizienz, Hyperurikämie, positive Familienanamnese, Stress, Adipositas und Bewegungsarmut.

Selten finden sich als Ursachen Vasospasmen (Prinzmetal-Angina), Muskelbrücken, Gefäßanomalien, Vaskulitiden oder Dissektionen. Eine besondere Form ist die sogenannte relative Koronarinsuffizienz ohne morphologisches Korrelat (bei Aortenklappenstenose oder Anämie).

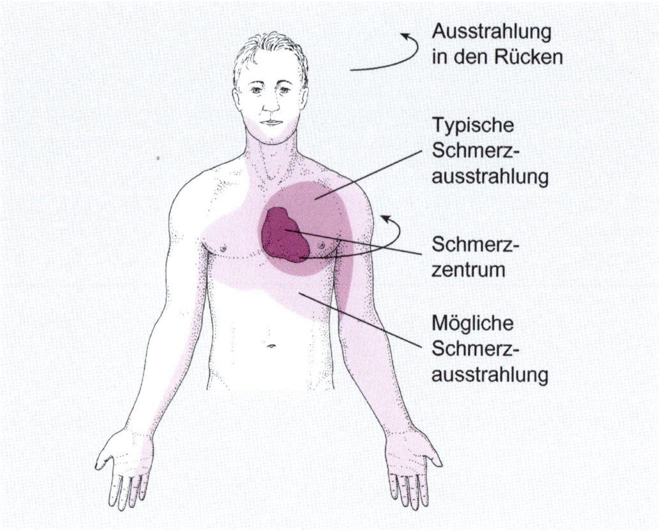

Abb. 10.1: Lokalisation und Ausstrahlung der typischen Angina-pectoris-Symptomatik. [15]

Klinik

Ab ca. 70 % Lumeneinengung des Nativgefäßes, tritt vorrangig unter Belastung, aber auch bereits in Ruhe, ein Missverhältnis zwischen Sauerstoffangebot und myokardialem Sauerstoffverbrauch auf, der sich als Koronarinsuffizienz entweder klinisch (Angina-pectoris-Symptomatik) oder in entsprechenden EKG- und echokardiografischen Veränderungen als Ischämiezeichen manifestieren kann.

Die typische Angina-pectoris-Symptomatik äußert sich in Luftnot, retrosternalem Druckgefühl mit klassischerweise Ausstrahlung in den linken Arm und den Hals sowie verminderter Belastbarkeit (► Abb. 10.1). Man unterscheidet zwischen stabiler und instabiler Angina pectoris (AP) je nach Auftreten der Beschwerden in Ruhe, unter leichter und unter heftiger Belastung. Jede Erstangina sowie die Zunahme von Anfallsdauer, Anfallshäufigkeit und Schmerzintensität bei unzureichender Medikamentenwirkung werden ebenfalls als instabile Angina pectoris bezeichnet und bedingen eine umgehende Intervention. Die **Klassifikation** erfolgt anhand der Kriterien der Canadian Cardiovascular Society (CCS) mit einer Graduierung von 0–IV:

- Grad 0: stumme Ischämie ohne jegliche Symptomatik
- Grad I: Symptomatik nur bei schwerer körperlicher Belastung
- Grad II: geringe Beschwerden bei normaler körperlicher Aktivität
- Grad III: erhebliche Beschwerden bei normaler körperlicher Aktivität
- Grad IV: Beschwerden bei bereits geringer Belastung und/oder in Ruhe

Die klinischen Symptome sind mitunter nicht eindeutig und projizieren sich insbesondere bei Frauen nicht selten in den abdominellen Bereich. Aufgrund der begleitenden Polyneuropathie bleiben Diabetiker häufig klinisch symptomlos.

Der akute Herzinfarkt (sei es der thrombotische oder der durch Plaqueruptur induzierte Gefäßverschluss) ist klinisch von einem Vernichtungsschmerz gekennzeichnet, der in Abhängigkeit vom betroffenen Gefäß nicht selten zum plötzlichen Herztod durch Kammerflimmern führt. 35 % der Patienten versterben im Akutstadium. Bereits nach ca. 20 min beginnt das Myokard abzusterben, nach ca. 6 h ist eine irreversible Nekrose entstanden. Eine akute oder chronische Herzinsuffizienz kann auch nach Revaskularisierung bestehen bleiben.

Diagnostik

Der wegweisende Algorithmus besteht zunächst in Anamnese, körperlicher Untersuchung sowie darauf folgender apparativer Diagnostik mittels Ruhe-EKG, das die Differenzierung zwischen Ischämie, ST-Hebungsinfarkt und Nicht-ST-Hebungsinfarkt erlaubt. Bei unauffälligem Ruhe-EKG wird zur weiteren Verifizierung der Beschwerden eine Echokardiografie (Darstellung myokardialer Hypo-/Akinesien) bzw. bei stabiler AP-Symptomatik ein Belastungs-EKG durchgeführt.

Der laborchemische Infarktnachweis bzw. -ausschluss erfolgt durch Bestimmung der herzspezifischen Enzyme (Kreatinkinase,

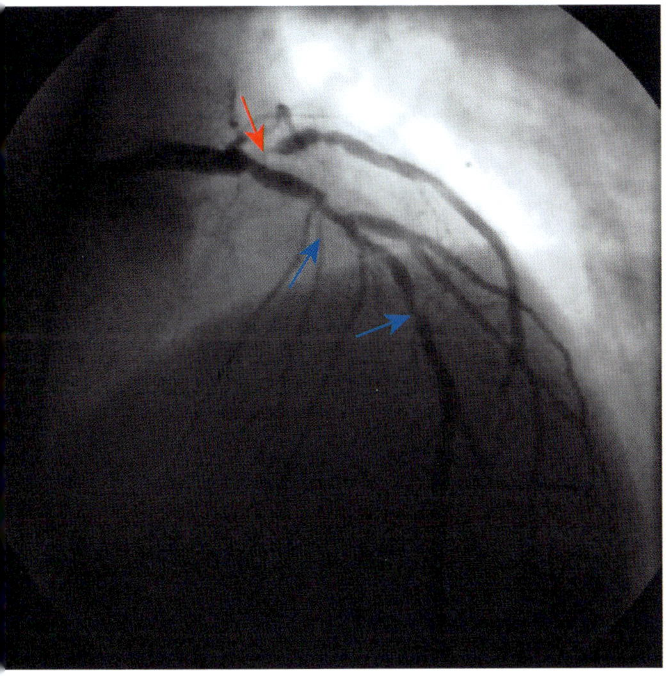

Abb. 10.2: Angiografiebefund mit hochgradiger Stenosierung des proximalen und medialen R. interventricularis anterior (blauer Pfeil) sowie des R. diagonalis (roter Pfeil). [6]

Kreatinkinase-MB, kardiales Troponin, Laktatdehydrogenase) im Verlauf.
Zur Evaluation von Stenosegrad und Lokalisation ist die Herzkatheteruntersuchung der Goldstandard (▶ Abb. 10.2). Sie entscheidet über das weitere Prozedere. Alternative Methoden sind das Kardio-CT (Screening), intravaskulärer Ultraschall (im klinischen Alltag nicht gängig) sowie die Myokardperfusionsszintigrafie zur Beurteilung der Vitalität des Myokards.

Therapie

Die Therapie der koronaren Herzerkrankung hängt von Schweregrad und Stenoselokalisation ab, und besteht entweder in einem konservativen Vorgehen (medikamentös durch Thrombozytenaggregationshemmung), beim akuten Infarktereignis in der Lyse oder interventionell (Perkutante Transluminale Coronar-Angioplastie/Stenting), sowie im chirurgischen Eingriff (Bypassoperation). Entsprechend den European Association for Cardio-Thoracic Surgery-Guidelines existieren klare Empfehlungen. Eine Hauptstammstenose stellt beispielsweise eine klare Operationsindikation dar. Bei Kontraindikationen zum chirurgischen Vorgehen oder extrem erhöhten Operationsrisiko muss das Therapiekonzept individuell abgestimmt werden.
Die Bypassoperation ist heutzutage mit einer niedrigen Mortalität behaftet und liegt beispielsweise für elektive Eingriffe bei 1–3 %.

- Die koronare Herzkrankheit stellt die kardiale Manifestation der Arteriosklerose dar und unterliegt somit dem gleichen Risikoprofil.
- Sie gehört mit einer Inzidenz von 0,6 % pro Jahr zu den häufigsten Todesursachen der Industrienationen mit einer Gewichtung beim männlichen Geschlecht.
- Typische Beschwerdesymptomatik sind der retrosternale Druckschmerz mit Ausstrahlung in den linken Arm oder Halsbereich und Dyspnoe.
- Die Herzkatheteruntersuchung entscheidet als Goldstandard der Diagnostik über das weitere Prozedere.
- Die routinemäßige elektive Bypassoperation ist mit einer niedrigen Mortalität (1–3 %) assoziiert.

ZUSAMMENFASSUNG

Zugang zum offenen Herzen

Die mediane Sternotomie ist der am häufigsten gewählte Zugang zum offenen Herzen, da sie die beste Übersicht bietet. Dabei werden von der Fossa jugularis bis zum Processus xiphoideus nacheinander alle Haut- und Muskelschichten durchtrennt, bis man auf das blanke Sternum sieht. Die Sternotomie wird mit einer Stichsäge (bei Reoperationen mit einer oszillierenden Säge, um das Risiko für Verletzungen des Herzens und der Aorta zu minimieren) von kaudal nach kranial oder umgekehrt durchgeführt. Im Anschluss werden Blutungen im tachytrophen Sternumperiost per Elektrokauter gestillt.
Nach Einsetzen eines Thoraxretraktors erfolgt die Längseröffnung des Perikards, das zur besseren Exposition des Situs mit Hochnähten am Thoraxsperrer fixiert wird. Nun sieht man auf das frei liegende, schlagende Herz.
Seltener erfolgt der Zugang über eine anterolaterale Sternotomie (z. B. bei Mitralklappenrekonstruktionen oder -ersatz, minimal invasiven Verfahren, Verschluss von Vorhofseptumdefekten jeweils von rechts oder bei kathetergeführtem transapikalen Aortenklappenersatz von links). Die Hautinzision befindet sich dann in der Submammärfalte, was v. a. bei Frauen einen kosmetischen Benefit mit sich führt (▸ Abb. 11.1).
Obere partielle Sternotomien (ca. 6 cm) werden beim isolierten Aortenklappenersatz durchgeführt.

Transplantatwahl

Bei Bypassoperationen erfolgt nach dem Zugang zum offenen Herzen i. d. R. die Präparation der linken oder beider Aa. thoracicae internae unter gleichzeitiger Entnahme zusätzlicher Grafts. Neben der linken A. thoracica interna, die als Goldstandard zur Revaskularisation des R. interventricularis anterior dient, kommen die V. saphena magna oder die A. radialis als Transplantate infrage. Die A. thoracica interna weist aufgrund ihrer histomorphologischen und pathophysiologischen Eigenschaften die besten Langzeitoffenheitsraten auf. Gerade bei jungen Patienten ist deshalb eine möglichst weitgehend arterielle Revaskularisation anzustreben. Nur in Ausnahmefälle werden die A. gastroepiploica, V. saphena parva oder die V. cephalica als Graft verwendet.
Insbesondere Reoperationen oder Zustand nach Varizenstripping mit mangelnder Transplantatverfügbarkeit zwingen gelegentlich zum Gebrauch dieser Gefäße.
Alle Bypassgrafts können sowohl in koventionell offener Technik mit Hautinzision über die gesamte benötigte Gefäßlänge, unter Bestehenlassen von sogenannten Hautbrücken sowie minimal-invasiv mittels endoskopischer Verfahren entnommen werden.

Extrakorporale Zirkulation (EKZ) und Off-Pump-Verfahren

Wird der Eingriff unter Zuhilfenahme der EKZ durchgeführt, werden nun nach systemischer Heparinisierung die entsprechenden Tabaksbeutelnähte zur Kanülierung von Aorta ascendens und dem rechten Vorhof gelegt.
Aortokoronare Bypassoperationen können auch ohne Einsatz der EKZ vollzogen werden. Vor allem bei Verkalkungen der Aorta ascendens kommen sogenannte OPCAB-Verfahren (Off-Pump-Coronary-Artery-Bypass) zum Einsatz, die eines speziellen Equipments zur stabilen Exposition des Herzens bedürfen. Bei diesen Techniken erhofft man sich eine niedrigere Inzidenz von perioperativen, neurologischen Komplikationen sowie von anderen EKZ-induzierten Organschäden (insbesondere Nierenversagen).

Operationstechnik

Nach Anschluss an die EKZ und Abfallenlassen der Gesamtkörpertemperatur auf (bei unkomplizierten Eingriffen) 32–34 °C wird ein zusätzlicher Entlastungskatheter in den linken Ventrikel über die obere rechte Lungenvene oder die Aorta ascendens (Vent) eingelegt. Dann wird die Aorta ascendens quergeklemmt und kardioplegische Lösung (alternativ Kristalloid oder Blutkardioplegie) zur Induktion des Herzstillstands und zur Myokardprotektion appliziert. Bei länger andauernden oder bei Kombinationseingriffen muss die Gesamtkörpertemperatur zur Reduktion des myokardialen Sauerstoffverbrauchs weiter gesenkt werden.
Nun werden die i. d. R. im epikardialen Fettgewebe (mitunter myokardial) verlaufenden nativen Koronargefäße aufgesucht und präpariert. Die stenosierte Koronararterie wird distal der Enge in einem möglichst weichen Areal längseröffnet und vorsichtig sondiert, um sicherzugehen, dass die Anastomose jenseits von weiteren Stenosen angefertigt wird. Das entsprechende Transplantat wird End-zu-Seit in fortlaufender Nahttechnik mit der Koronararterie anastomosiert und anschließend auf Dichtigkeit geprüft.
Die A. thoracica interna kann dann

- als **In-situ-Graft** (d. h. proximal an ihrem Ursprung aus der A. subclavia) belassen werden, oder
- als sogenanntes **T-Graft** End-zu-Seit in die zweite A. thoracica interna implantiert werden, oder
- als **freies Graft** in die Aorta ascendens implantiert werden.

Der Vorteil von In-situ- oder T-Grafts besteht v. a. darin, dass die häufig atheromatös veränderte Aorta ascendens nicht tangiert wird.

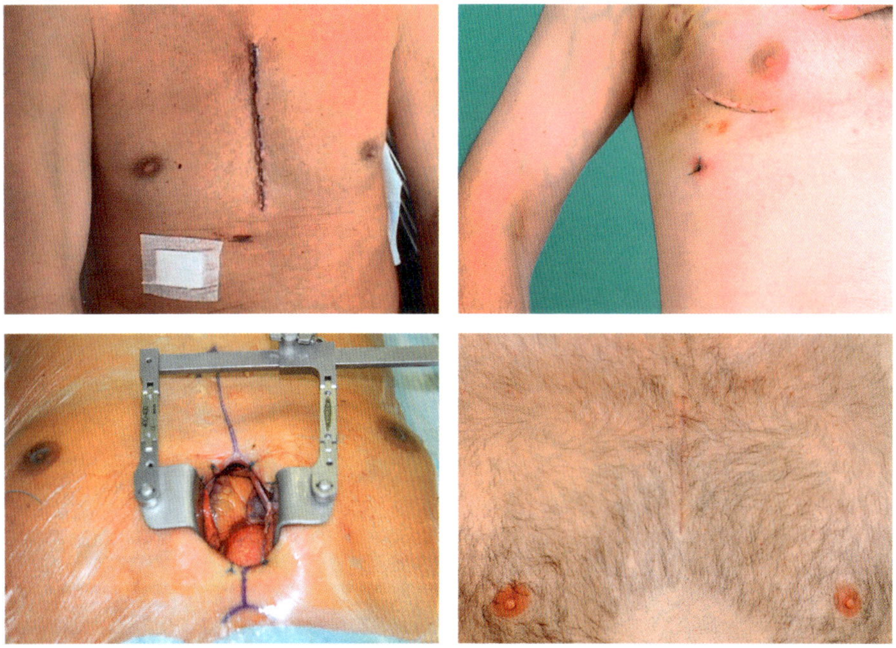

Abb. 11.1: Zustand nach kompletter medianer Sternotomie (oben links), nach minimal-invasiver anterolateraler Sternotomie rechts (rechts oben) und Situs bei partieller oberer Sternotomie mit postoperativem Ergebnis (unten). [6]

Bei Venengrafts ist sorgfältig auf die korrekte Flussrichtung zu achten, da diese Klappen enthalten und somit ein freier Abfluss nur in eine Richtung möglich ist.
Sind sämtliche distalen Anastomosen fertiggestellt, wird der aortale Blutstrom freigegeben, die Aorta ascendens partiell ausgeklemmt und die zentralen Anastomosen in selbiger am schlagenden Herzen, wiederum in fortlaufender Nahttechnik angefertigt (▸ Abb. 11.2).
Nach adäquater Reperfusionsphase erfolgt die Entwöhung von der Herz-Lungen-Maschine, Dekanülierung, Übernaht der Kanülierungsstellen, Heparinantagonisierung mit Protamin und Blutstillung. Danach stellt man die Durchgängigkeit des Grafts durch eine Bypassflussmessung sicher. Zum Abfluss von Wundsekret und Blut werden i. d. R. eine retrokardiale und eine substernale Drainage, falls es zu akzidentieller Eröffnung der Pleura parietalis kam, zusätzliche Thoraxdrainagen eingelegt. Regelhaft wird ein epikardialer Schrittmacherdraht ventrikel- sowie vorhofseitig aufgenäht, um postoperative Rhythmusstörungen sicher therapieren zu können. Nach Bluttrockenheit erfolgt der Sternumverschluss mittels queren Drahtzerklagen (i. d. R. 6–8 Stück, je nach Größe des Patienten). Bei sehr adipösen Patienten existieren spezielle Methoden der zusätzlichen Längsstabilisierung. Die Operation wird mit Faszien- und anschließender Hautnaht beendet.

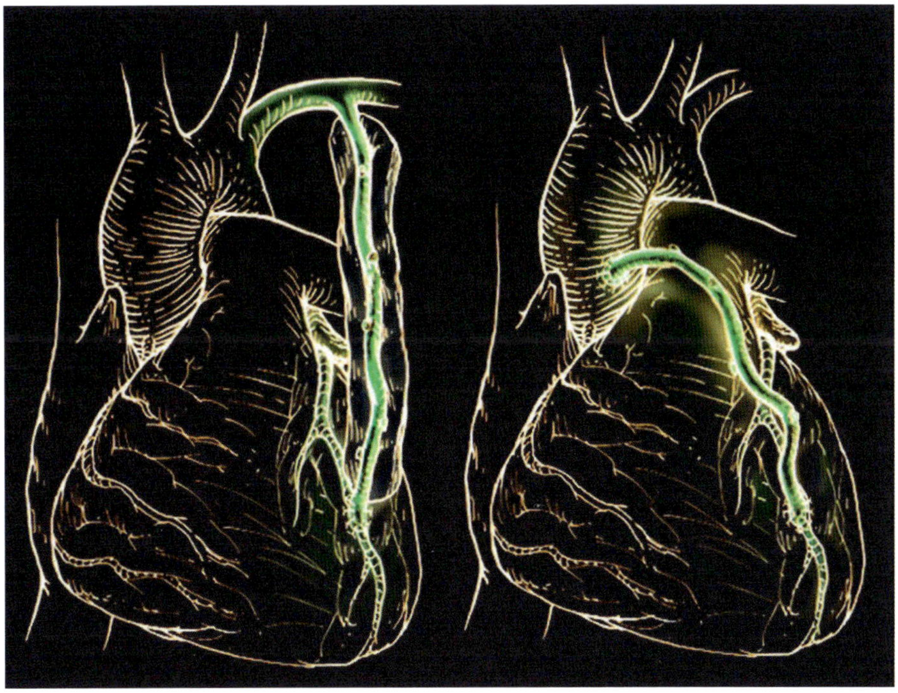

Abb. 11.2: Schemazeichnung: linke A. thoracica interna In-situ-Transplantat auf den R. interventricularis anterior (links), Venentransplantat auf den R. interventricularis anterior mit zentraler Anastomose in der Aorta ascendens (rechts). [6]

Komplikationen

Zu Komplikationen von Bypassoperationen gehören neben allgemeinen Operationsrisiken wie Nachblutung und Wundinfektion v. a. der perioperative Herzinfarkt, sei es aufgrund eines Nativgefäßverschlusses oder einer Bypassokklusion. Bei entsprechenden elektrokardiografischen oder laborchemischen Hinweisen sind eine sofortige Kontrollangiografie und gegebenenfalls Intervention oder operative Revision angezeigt.
Gravierende Rhythmusstörungen treten eher selten auf, sind aber, wenn vorhanden, Zeichen einer postoperativen Ischämie. Schwerwiegende Infarktkomplikationen sind das Low-Output-Syndrom, die ischämische Papillarmuskeldysfunktion/-abriss mit konsekutiver Mitralklappeninsuffizienz oder in seltenen Fällen der Infarkt-Ventrikelseptumdefekt (VSD), die einer potenziellen Korrektur mit hohem Operationsrisiko bedürfen.

Nachsorge

Obligatorisch ist postoperativ eine lebenslange Thrombozytenaggregationshemmung i. d. R. mit 100 mg Acetylsalicylsäure. Die Bypassoffenheitsraten betragen statistisch für die A. thoracica interna über 90 % nach 10 Jahren, Venentransplantate sind in 50–60 % nach 10 Jahren degeneriert oder okkludiert.
Bei jeglichem Angina-pectoris-Äquivalent sollte eine Diagnostik (EKG, Ergometrie, Echo, gegebenfalls Kontrollangiografie) durchgeführt werden.
Bypassreoperationen sind heutzutage aufgrund des technischen Fortschritts mit vertretbar höherem Risiko als ein Ersteingriff assoziiert. Die Prognose hängt nicht nur von der Koronarmorphologie und der Transplantatqualität, sondern auch von der Optimierung des kardiovaskulären Risikoprofils ab.

- Der gängige Zugang für die Bypassoperation ist die mediane Sternotomie.
- Der Eingriff kann mit oder ohne Herz-Lungen-Maschine durchgeführt werden.
- Die am häufigsten verwendeten Transplantate sind die A. thoracica interna und die V. saphena magna.
- Die operative Technik besteht in Überbrückung der stenosierten Areale durch End-zu-Seit-Anastomosierung des Nativgefäßes distal der Stenose mit entsprechenden Transplantaten meist in fortlaufender Nahttechnik.
- Mögliche Komplikationen sind Nachblutung, Wundinfektion und Transplantatversagen.
- Bei postoperativen Ischämiezeichen ist eine sofortige Kontrollangiografie angezeigt.

ZUSAMMENFASSUNG

Aortenklappe

Von den vier Herzklappen weist am häufigsten die Aortenklappe pathologische Veränderungen auf. Hinsichtlich Genese, Pathophysiologie und therapeutischen Optionen können Stenose und kombinierte Vitien gemeinsam von Insuffizienzen getrennt betrachtet werden.

Pathologien

Ätiologie

Stenotische Vitien sind entweder angeborenen Klappenfehlbildung (bikuspid oder monoskupid), die im Verlauf degenerativen Veränderungen unterliegen, oder als primär kalzifizierende Stenosen einer Manifestation der Arteriosklerose zu betrachten. Früher stellten rheumatische Vitien eine häufige Krankheitsursache dar (Poststreptokokkeninfektion). Diese sind seit frühzeitiger und breiter Antibiotikatherapie eher selten geworden und betreffen v. a. die Mitralklappe. Von valvulären Aortenklappenstenosen müssen die supravalvuläre (Williams-Beuren-Syndrom) und die subvalvuläre Aortenstenose (durch Hypertrophe-Obstruktive-Kardiomyopathie) unterschieden werden.

Die Ätiologie der reinen **Aortenklappeninsuffizienz (AI)** ist häufig durch eine Dilatation der Aortenwurzel verursacht (z. B. bei Aortenaneurysma), die eine ausreichende Koaptation der drei Segel verhindert. Weitere Ursachen sind der isolierte Prolaps einer oder zweier Segel einer trikuspiden Klappe oder bei kongenital fusionierten Segeln einer bikuspiden Aortenklappe sowie die Zerstörung der Aortenklappensegel bei bakterieller Endokarditis.

Pathophysiologie

Pathophysiologisch führt die **Aortenklappenstenose (AS)** durch Nachlasterhöhung des linken Ventrikels zur zunehmenden konzentrischen Hypertrophie.

Die Insuffizienz hingegen führt über eine Volumenbelastung des linken Ventrikels zur exzentrischen Hypertrophie.

Klinik

Das klinische Bild der Aortenklappenstenose ist durch belastungsabhängige Dyspnoe oder Angina-pectoris-Symptomatik (relative Koronarinsuffizienz) sowie im fortgeschrittenen Stadium durch das Auftreten von Synkopen geprägt.

Prognostisch bedeutsam sind der Schweregrad des Vitiums und die linksventrikuläre Funktion. Insuffizienzen zeigen i. d. R. eine gute Prognose, sofern sie nicht akut auftreten.

Belastungsdyspnoe über das NYHA-Stadium II, Verschlechterung der linksventrikulären Funktion und die Zunahme des enddiastolischen linksventrikulären Durchmessers über 65–70 mmHg sind prognostisch ungünstig.

Die Aortenklappenendokarditis kann konservativ antibiotisch therapiert werden, bei schwerer Insuffizenz, paravalvulärer Abszesshöhlenbildung, ausgedehnten Vegetationen oder bereits stattgehabten peripheren Embolien, bleibt die chirurgische Sanierung häufig die einzige Option.

Diagnostik

Die Diagnostik von Aortenklappenstenose und -insuffizienz ist primär eine Domäne der Echokardiografie mittels Messung der Druckgradienten, der Klappenöffnungsfläche (KÖF) und der linksventrikulären Dimensionen. Die transösophageale Echokardiografie erlaubt die präzise Beurteilung der Klappenmorphologie. Eine Angiografie mit Darstellung der Koronargefäße sowie Berechnung der KÖF und der Druckgradienten sollte durchgeführt werden.

Operationsindikation

Die relative Indikation zur Operation einer Aortenklappenstenose besteht bei einer KÖF ab 1,0 cm^2, absolut < 0,7 cm^2. Die KÖF ist bedeutsamer für die Indikationsstellung, da bei eingeschränkter linksventrikulärer Funktion auch bei Druckgradienten unter 30 mmHg die Notwendigkeit einer operativen Korrektur bestehen kann (in Relation falsch niedrig durch die niedrige Pumpfunktion).

Eine Aortenklappeninsuffizienz sollte spätestens bei klinischen Anzeichen einer beginnenden linksventrikulären Dekompensation operiert werden.

Operationsmöglichkeiten

Prinzipiell stehen der Klappenersatz und rekonstruktive Verfahren zur Verfügung. Degenerative, verkalkende Stenosen oder kombinierte Vitien wie auch die Mehrzahl der Endokarditiden werden mittels Ersatz versorgt, die Insuffizienzen auf dem Boden einer Anulusdilatation oder eines Prolapses bieten die Option für rekonstruktive, klappenerhaltende Operationstechniken.

Klappenersatz

Operationstechnik

Der Aortenklappenersatz wird entweder mittels konventioneller medianer oder kosmetisch schonender oberer partieller Sternotomie unter Anschluss an die extrakorporale Zirkulation (EKZ) durchgeführt. Alternativverfahren für Hochrisikopatienten mit Kontraindikationen zur konventionellen Operation sind die kathetergeführten Prozeduren.

Nach Anschluss an die EKZ und Abkühlen auf ca. 34 °C wird nach Abklemmen der Aorta ascendens eine quere hockeyschlägerförmige Aortotomie mit ausreichendem Abstand zum rechten Koronarostium (2 cm) durchgeführt. Danach erfolgt die Instillation von kardioplegischer Lösung entweder direkt in das linke und rechte Koronarostium oder retrograd über den Sinus coronarius. Nun werden die Segel der Aortenklappe reseziert und bei Verkalkungen des Anulus ein sorgfältiges Abtragen aller Kalkbestandteile durchgeführt. Nach Ausmessen der Klappengröße wird die künstliche Klappe entweder in Einzelknopfnahttechnik oder fortlaufend implantiert (► Abb. 12.1). Nach Überprüfen auf Freiheit der Koronarostien, Fehlen eines paravalvulären Lecks und regelrechtem Klappenspiel, erfolgt der Verschluss der queren Aortotomie in fortlaufender Nahttechnik. Auf sorgfältige Entlüftung des linken Ventrikels ist

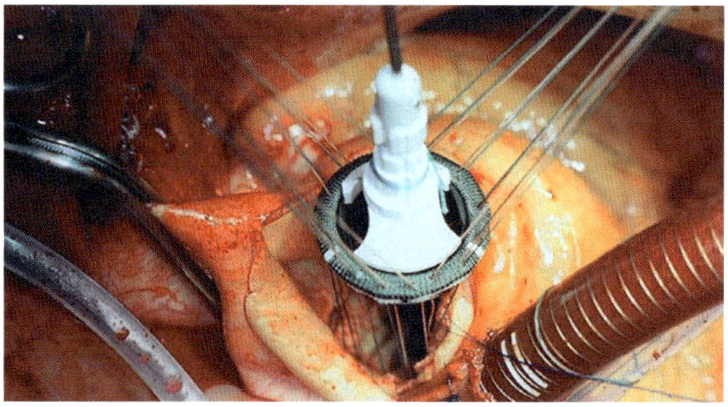

Abb. 12.1: An Einzelknopfnähten aufgefädelte mechanische Prothese bei der Implantation in Aortenposition. Der Klappenhalter zur Positionierung befindet sich noch an der Prothese. [6]

zu achten, um zerebrale Luftembolien zu vermeiden.
Neben mechanischen und biologischen können alternativ sogenannte Stentless-Bioprothesen implantiert werden (▶ Kap. 4), die jedoch einer aufwendigeren Technik bedürfen. Der Ersatz der Aortenklappe mit einem pulmonalen Autograft und anschließender Implantation eines Homografts in Pulmonalposition (Ross-Operation) ist technisch aufwendig und bleibt jungen Patienten vorbehalten.
Verschluss ▶ Kapitel 11.

Komplikationen

Die Verlegung des Koronarostiums, Verletzung des Reizleitungssystems durch zu tief gestochene Nähte rechtskoronar mit der Folge eines AV-Blocks, Ventrikelseptumdefekte sowie paravalvuläre Lecks sind selten. Beim elektiven Aortenklappenersatz liegt die Mortalität bei 3–5 %, ist jedoch bei über 80-Jährigen mit bis zu 10 % beschrieben. Prothesenendokarditiden treten bei mechanischen und biologischen Herzklappen in gleichem Ausmaß auf und erzwingen die Notwendigkeit einer lebenslangen antibiotischen Endokarditisprophylaxe bei jedweder Keimeinschwemmung (Zahnbehandlung, Magendarmspiegelung etc.).

Nachsorge

Mechanische Prothesen erzwingen eine lebenslange Antikoagulation unter Marcumar mit INR-Zielwerten von 1,8–2,8. Regelmäßige echokardiografische Kontrollen werden empfohlen.

Klappenerhaltende Operationen

Alternativ zum Klappenersatz stehen rekonstruktive Maßnahmen v. a. bei der Aortenklappeninsuffizienz zur Verfügung. Diese bieten neben dem Vorteil des Erhalts der physiologischen Hämodynamik den Verzicht auf postoperative Antikoagulation.

Operationstechnik der direkten Rekonstruktion

Bei reiner Dilatation der Aortenwurzel oder Prolaps können die prolabierenden Segel im mittleren Anteil ihres freien Rands durch partielle Resektion der prolabierenden Anteile und Einzelknopfnähten so verkürzt werden, bis eine Koaptation der Segel auf identischer Höhe erfolgt. Zur Stabilisierung werden unterhalb der entsprechenden Kommissuren Teflon-unterlegte Einzelknopfnähte zur Raffung der Aortenwurzel angelegt.

Rekonstruktion der Aortenwurzel

Prinzipiell existieren zwei Operationstechniken, die den sinutubulären Übergang nach aneurysmatischer Erweiterung der Aortenwurzel und der Aorta ascendens wiederherstellen sollen.

Reimplantationstechnik nach David und Remodellingtechnik nach Yacoub

Die Methode nach David sieht die Rekonstruktion des sinutubulären Übergangs mit Ersatz des Sinus valsalvae und Stabilisation des Anulus vor. Nach Mobilisation der Aortenwurzel wird der optimale Durchmesser der Ascendensprothese bestimmt. Das proximale Ende der Prothese wird unterhalb der Klappenebene mit Einzelknopfnähten fixiert. Nach Einknoten der Prothese über die skelettierte Aortenwurzel wird die native Herzklappe in fortlaufender Nahttechnik reimplantiert. Es erfolgt dann die Reimplantation der Koronarostien und die distale Prothesenanastomose.
Die Methode nach Yacoub sieht ebenfalls den partiellen Aorta-ascendens-Ersatz mit Dacronprothese und die chirurgische Kreation eines neuen Sinus vor. Nach der Bestimmung des Abstands zwischen den Kommissuren wird eine entsprechend ausgewählte Prothese so zugeschnitten, dass die Höhen der drei vertikalen Inzisionen (Dacron-Lefzen) jeweils einen neuen Sinus herstellen. Die so zugeschnittene Prothese wird in fortlaufender Nahttechnik entlang der Basis der Taschenklappe genäht. Danach erfolgt die Reimplantation der Koronarostien.

Komplikationen

Entscheidend für den Erfolg beider rekonstruktiver Verfahren ist die Herstellung einer korrekten Klappengeometrie. Eine intraoperative transösophageale Echokardiografie ist deshalb obligat. Bei mehr als einer minimalen Insuffizienz sollte der Klappenersatz erfolgen. Beide beschriebenen Techniken können prinzipiell auch bei bikuspiden oder nur gering strukturell veränderten Klappen eingesetzt werden.

Pulmonalklappe

Isolierte Erkrankungen der Pulmonalklappe im Erwachsenenalter sind selten und meist Folge kongenitaler Vitien (z. B. Pulmonalklappenagenesie). Für den Ersatz der Pulmonalklappe kommen pulmonale Homografts und Bioprothesen zum Einsatz.

Mitralklappe

Die Mitralklappe ist am zweithäufigsten von Pathologien betroffen. Hinsichtlich Genese, Pathophysiologie und therapeutischen Optionen können Stenose (MS) und kombinierte Vitien gemeinsam, reine Insuffizienzen (MI) getrennt betrachtet werden.

Pathologien

Ätiologie

Die reine **Mitralklappenstenose** ist v. a. durch das heute kaum mehr auftretende rheumatische Fieber verursacht, das als Folge einer Infektion mit β-hämolysierenden A-Streptokokken auftritt. Die Verkalkungen können den Mitralanulus und die Segel selbst betreffen, meist sind die Sehnenfäden verdickt und geschrumpft.
Am häufigsten ist die **Mitralklappeninsuffizienz**, deren Ursache v. a. in der Elongation oder Ruptur von Sehnenfäden mit konsekutivem Mitralklappenprolaps entweder auf dem Boden degenerativer Veränderung, Bindegewebsschwäche oder einer Dilatation des Mitralanulus resultiert. Ursächlich für Letzteres sind Papillarmuskeldysfunktion und seltener die Papillarmuskelruptur als Komplikation eines Myokardinfarkts. Eine weitere Ursache sind Endokarditiden.

Pathopyhsiologie

Die Pathophysiologie ist gleichsam für Mitralklappenstenose und -insuffizienz durch die Druck- und Volumenbelastung des linken Vorhofes mit Vergrößerung desselben und pulmonaler Stauung gekennzeichnet. Für beide ist die Belastungsdyspnoe das Kardinalsymptom. Eine Dekompensation nach Vorhofflimmern ist häufig.

Klinik

Orthopnoe, Asthma cardiale und Hämoptysen sind im fortgeschrittenen Stadium klassisch. Die pathognomonische Facies mitralis v. a. bei Mitralklappenstenose, Hepatomegalie, periphere Ödeme, gestaute Jugularvenen und periphere Zyanose treten im Rahmen der Rechtsherzinsuffizienz bei reaktiver pulmonaler Hypertonie im späten Stadium der Erkrankung auf.

Diagnostik

Die Echokradiografie bestimmt KÖF, Druckgradienten, Schwere der Insuffizienz und linksventrikuläre Funktion. Die transösophageale Echokardiografie ermöglicht eine präzise morphologische Beurteilung. Die Herzkatheteruntersuchung sollte beim über 40-Jährigen nicht nur zur invasiven Objektivierung des Vitiums, sondern auch zum Nachweis/Ausschluss einer koronaren Herzerkrankung durchgeführt werden.

Operationsindikation

Aus prognostischen Gründen wird bereits bei systolischem Durchmesser des linken Ventrikels über 45 mm und einer Auswurffraktion unter 60 % bei Symptomfreiheit eine Operation diskutiert. Mit Eintreten von klinischen Symptomen sollte die Indikation auch bereits bei einer mittelschweren Mitralklappeninsuffizienz (NYHA II) gestellt werden. Bei der Mitralklappenstenose ist ein operativer Eingriff bei einer KÖF < 1,5 cm^2 und NYHA II–III indiziert. Chirurgische Optionen sind der mechanische oder biologische Mitralklappenersatz, Rekonstruktionsverfahren bzw. bei Inoperabilität die Kommissurotomie (MS) oder interventionelles Mitralclipping (MI). Wann immer möglich, sollte wegen der hämodynamisch besseren Ergebnisse und dem Verzicht auf dauerhafte Antikoagulation den rekonstruktiven Verfahren der Vorzug gegeben werden.

Klappenersatz

Operationstechnik

Der Mitralklappenersatz wird entweder mittels konventioneller medianer oder kosmetisch schonender rechts anterolateraler Thorakotomie (gegebenenfalls minimalinvasiv) unter Anschluss an die EKZ, bei minimal invasiven Verfahren über Kanülierung von A. und V. femoralis communis durchgeführt. Nach Applikation von kardioplegischer Lösung wird entweder der linke Vorhof im Sulcus artrialis oder der rechte Vorhof und dann das intraartiale Septum, was eine bessere Aufsicht bietet, eröffnet. Wenn Rekonstruktionsverfahren technisch nicht möglich sind, erfolgt der Klappenersatz wenn möglich unter Erhalt der Sehnenfäden und des posterioren Segels bzw. Teile des anterioren Segels, um die Geometrie des Ventrikels zu schützen. Nach Resektion der notwendigen Klappenanteile v. a. von Verkalkungen, werden Teflon-armierte Matratzennähte im Bereich des Anulus gestochen und die Prothese eingeknotet. Zur Vermeidung von Thromben sollte das linke Herzohr okkludiert werden. Nach Überprüfung des regelrechten Klappenspiels und Fehlen eines paravalvulären Lecks, erfolgen der Verschluss des Vorhofs und die Entlüftung des Herzens.

Bei kurzzeitig bestehendem Vorhofflimmern kann in derselben Sitzung ein rhythmuschirurgischer Eingriff (Ablation der Lungenvenen – sogenannte Mazeprozedur) endo- oder epikardial mit entsprechenden Ablationssystemen erfolgen.

Komplikationen

Seltene Komplikationen beim Mitralklappenersatz sind die Verletzung des R. circumflexus, die meist fatale Ruptur des aortokomitralen Übergangs oder der freien Hinterwand, sei es durch die Strats bei Bioprothesen oder rigide mechanische Prothesen. AV-Block, Prothesenendokarditis, paravalvuläres Leck und perioperative Thromboembolien sind weitere Komplikationen. Die Mortalität liegt bei ca. 3 %.

Nachsorge

Bei mechanischen Prothesen wird eine lebenslange Antikoagulation mit Ziel-INR von 3–3,5 empfohlen, bei Bioprothesen sind bei bestehendem Sinusrhythmus 3 Monate ausreichend.

Mitralklappenrekonstruktion

Das Prozedere der Mitralklappenrekonstruktion bedarf einer präzisen Kenntnis der Ätiologie der Mitralklappeninsuffizienz (Segelprolaps, Chordaruptur, Anulusdilatation bei ischämischer MI). Am häufigsten ist der Prolaps durch Sehnenfadenabriss am posterioren Segel verursacht. Chirurgisch besteht eine Option in der Resektion der prolabierenden Anteile (sogenannte trianguläre oder quadranguläre Resektion, ▶ Abb. 12.2) und Vernähen der übrigen nicht prolabierten Segelanteile miteinander. Eine weitere Möglichkeit liegt in der Implantation künstlicher Sehnenfäden, die am freien Rand des prolabierenden Segels und dem entsprechenden Papillarmuskelköpfchen angenäht werden. Beide Methoden können prinzipiell beim Prolaps jeweils beider Segel angewandt werden. Alternativ kann bei isoliertem posterioren Prolaps eine **Verschiebeplastik (Sliding Plasty)** vorgenommen werden. Hier wird ein Teil des posterioren Segels vom Anulus getrennt und segmentweise nach medial in den zuvor resizierten Anteil verschoben, um den Defekt zu verschließen. Sinngemäß erfolgt damit eine Anulusraffung um den primär prolabierenden Anteil.

Prinzipiell wird zur Stabilisierung eine sogenannte Anuloplastie mittels speziell angefertigten Ringen, die in Einzelknopfnahttechnik in den Anulus implantiert werden, durchgeführt. Bei reiner ischämischer Mitralklappeninsuffizienz ist die Anuloplastie

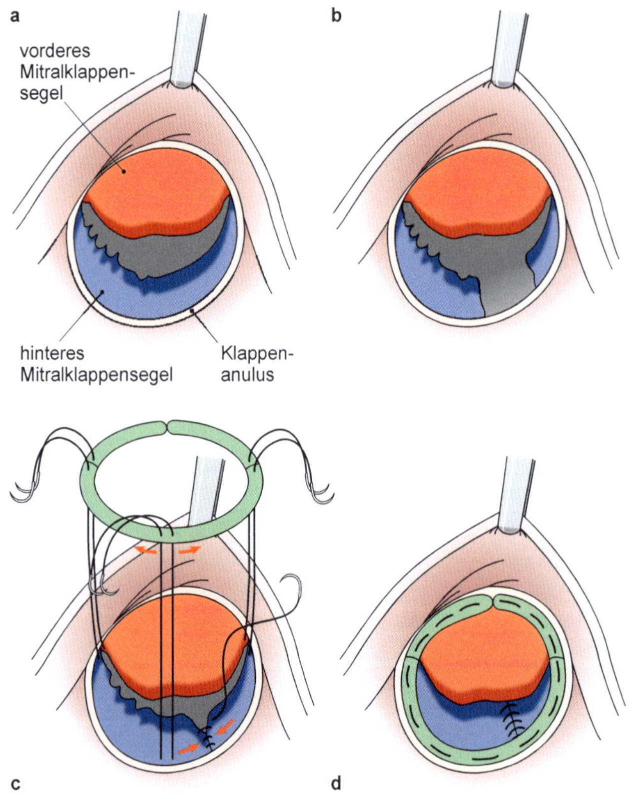

Abb. 12.2: Mitralklappenrekonstruktion. [16]
a) Insuffiziente Mitralklappe.
b) Quadranguläre Resektion am posterioren Mitralklappensegel.
c) Vereinigung der nicht prolabierenden Anteile des posterioren Segels und Implantation eines Anuloplastierings.
d) Ergebnis nach Mitralklappenrekonstruktion.

nittels dieser Ringimplantation per se das Rekonstruktionsverfahren. Am stillgelegten Herzen kann die Überprüfung auf Dichtigkeit und zufriedenstellendes Operationsergebnis mittels Kochsalzauffüllung des linken Ventrikels überprüft werden. Geringfügige Restinsuffizienzen sind nicht selten und können akzeptiert werden, bei höhergradigen muss in einer Sitzung entweder die Rekorrektur oder der Ersatz erfolgen.

Komplikationen

Die Freiheit von Reoperationen liegt mit ca. 12–14 Jahren deutlich günstiger als bei jeder Bioprothese. Der Prolaps am anterioren Segel zeigt eine höhere Rezidivrate der Insuffizienzen. Das operative Risiko liegt für elektive Patienten mit 1–2 % unter jenem des Klappenersatzes.

Nachsorge

Antikoagulation wird bei bestehendem Sinusrhythmus für 3 Monate bis zur Endothelialisierung des künstlichen Stabilisierungsrings empfohlen. Die Endokarditisprophylaxe gilt auch für Patienten mit Rekonstruktionen.

Trikuspidalklappe

Pathologien

Ätiologie

Isolierte Erkrankungen der Trikuspidalklappe v. a. Stenosen sind eher selten. Es handelt sich im Wesentlichen um **Anulusdilatationen**, z. B. als Folge von Mitralklappenstenose und -insuffizienz auftretende **Trikuspidalinsuffizienzen** (TI). Strukturelle Veränderungen wie endokarditischer Segelbefall treten gelegentlich bei Drogenabusus auf („Fixerendokarditis“).

Pathophysiologie und Klinik

Es kommt zu einer erhöhten Volumenbelastung mit typischen Symptomen der Rechtsherzinsuffizienz.

Diagnostik und Operationsindikation

Echokardiografie und zur präzisen Abschätzung der Druckverhältnisse ggf. Rechtsherzkatheter.
Es liegen nur wenige systematische Daten zur Prognose der Trikuspidalinsuffizienz vor, eine Korrektur des Vitiums sollte vor Rechtsherzdekompensation mit Auftreten schwerer Organschäden (z. B. Leber, Niere) erfolgen.

Operationsmöglichkeiten

Wann immer möglich, sollte den rekonstruktiven Verfahren der Vorzug gegeben werden. Alternativ ist ein biologischer oder mechanischer Klappenersatz zu erwägen, wenngleich die Klappenthrombosegefahr im Niederdrucksystem höher ist.

Rekonstruktion

Das Rekonstruktionsverfahren folgt meist der Pathophysiologie der Trikuspidalinsuffizienz, wenn sie als Ursache eine Anulusdilatation zeigt. Zur Anwendung kommen verschiedene Raffungsverfahren des Rings (DeVega-Plastik) bzw. die Anuloplastie mittels stabilisierenden künstlichen Ringen (ähnlich der Mitralanuloplastie), die im Bereich des Koch-Dreiecks offen gestaltet sind, um das Reizleitungssystem nicht zu verletzen. Alternativ kann eine insuffiziente Trikuspidalklappe durch sogenannte Bikuspidalisierung (Ausschalten des posterioren Segels) versorgt werden.

- Aortenklappenstenose und kombinierte Aortenvitien sind meist degenerativ bedingt. Die absolute Operationsindikation liegt bei einer KÖF < 0,7cm^2 oder einer Aortenklappeninsuffizienz größer Grad III. Sie werden i. d. R. durch den operativen Ersatz versorgt.
- Der reinen Aortenklappeninsuffizienzen liegen meist eine Anulusdilatation, Segelprolaps oder Endokarditis zugrunde. Die Operationsindikation besteht i. d. R. ab AI Grad III, richtet sich aber auch nach NYHA-Schweregrad und linksventrikulären Diametern. Wenn möglich, sollten rekonstruktive Verfahren präferiert werden.
- Die Mortalität für isolierte Aortenklappeneingriffe liegt unter 3 %.
- Isolierte Erkrankungen der Pulmonalklappe sind im Erwachsenenalter selten.
- Mitralklappenstenosen und kombinierte Mitralvitien sind meist postrheumatisch. Die absolute Operationsindikation liegt bei einer KÖF < 1,5 cm^2 oder einer Mitralklappeninsuffizienz größer als Grad II–III, sie werden i. d. R. durch den operativen Ersatz versorgt.
- Der reinen Mitralklappeninsuffizienz liegen meist ein Mitralklappenprolaps, eine Anulusdilatation oder Endokarditis zugrunde. Die Operationsindikation besteht i. d. R. ab MI Grad II–III, richtet sich aber auch nach NYHA-Schweregrad und linksventrikulären Diametern. Wenn möglich, sollten rekonstruktive Verfahren präferiert werden.
- Trikuspidalklappeninsuffizienzen werden i. d. R. durch Anuloplastie/rekonstruktive Verfahren versorgt.

ZUSAMMENFASSUNG

Aneurysma der Aorta ascendens bzw. des Aortenbogens

Ätiologie

Meist liegen den Aneurysmen der Aorta ascendens und des Bogens arteriosklerotische Veränderungen zugrunde. Seltene angeborene Bindegewebsschwächen wie beim Marfansyndrom und Ehlers-Danlos sind häufig von einer Dilatation der Aortenwurzel (anuloaortale Ektasie) begleitet, können aber alle Aortenabschnitte betreffen. Bei Vorliegen einer biskupiden Aortenklappe treten nicht selten pathologische Dilatationen der Aorta ascendens auf.

Klinik

Häufig sind Aneurysmen klinisch asymptomatisch und werden als Zufallsbefund in der Echokardiografie oder im Röntgen diagnostiziert. Gelegentlich fallen Patienten durch Heiserkeit (Recurrenskompression) auf. Die Beschwerdesymptomatik wird meistens durch die mitbetroffene Aortenklappe (Insuffizienz) hervorgerufen (► Abb. 13.1).

Aneuryma der Aorta descendens

Infrarenale (häufigste Lokalisation) sowie thorakale Aneurysmen der Aorta descendens sind i. d. R. arteriosklerotisch bedingt.

Diagnostik und Klinik

Die Erstdiagnose wird häufig mittels Echokardiografie oder Röntgenübersicht gestellt. Die präzise Diagnostik erfolgt mittels CT oder MRT. Besteht eine Operationsindikation, sollte zum Ausschluss einer koronaren Herzerkrankung eine Herzkatheteruntersuchung erfolgen.
Sie sind häufig asymptomatisch. Gelegentliche Symptome sind Rückenschmerzen.

Operationsindikation

Die Indikation zur Operation wird ab einem Durchmesser von 5 cm v. a. wegen der Rupturgefahr gestellt, kann im Einzelfall (z. B. bei Marfansyndrom mit positiver Familienanamnese und gehäuft auftretenden Dissektionen) auch bereits bei 4,0–4,5 cm indiziert sein. Abdominelle Aortenaneurysmata sind Domäne der Gefäßchirugie.

Operationstechnik

Zugang ist die mediane Sternotomnie. Ist das Aneurysma auf die Aorta ascendens beschränkt, kann eine Kanülierung von Aortenbogen und rechtem Vorhof für die extrakorporale Zirkulation (EKZ) erfolgen, bei Aneurysma des Bogens wird entweder die A. femoralis communis, die A. subclavia, die A. axillaris oder die direkte Bogenkanülierung mit Entfernen der arteriellen Kanüle nach Erreichen von 18–20 °C und späteres Umkanülieren in die Prothese als arterieller EKZ-Anschluss gewählt. Bei isolierter Dilatation der Aorta ascendens kann der technisch einfache suprakoronare Aorta-ascendens-Ersatz mittels Kunststoffprothese in moderater Hypothermie durchgeführt werden. Liegt eine Dilatation im sinutubulären Übergang vor, kann die Aortenwurzel remodelliert werden (siehe Rekonstruktion der Aortenwurzel) bzw. der Aortenklappen- und partielle Aorta-ascendens-Ersatz mittels klappentragenden Conduit und Reimplantation der Koronarostien in die Ascendensprothese (**Operation nach Bentall**) durchgeführt werden. Ist der Aortenbogen aneurysmatisch erweitert, erfolgt der partielle oder totale Bogenersatz im hypothermen Kreislaufstillstand. Es besteht die Möglichkeit der direkten Hirnperfusion über Kanülierung des Truncus brachiocephalicus und/oder der A. carotis coummunis links.

Nach Resektion der aneurysmatischen Bogenanteile wird eine Prothese End-zu-End in fortlaufender Nahttechnik eingesetzt, und je nachdem, ob ein partieller oder totaler Bogenersatz erfolgt, werden Truncus brachiocephalicus, A. carotis und A. subclavia als Insel oder getrennt, ggf. mit Interponaten in die Prothese implantiert und danach mit dem proximalen Aorta-ascendens-Prothesenanteil anastomosiert.
Die Mortalität des isolierten Ascendens-Ersatzes mit oder ohne Klappenersatz liegt unter 5 %, beim Ersatz des Bogens zwischen 5–10 %. Mit 5–15 % wird das Auftreten neurologischer Komplikationen angegeben.

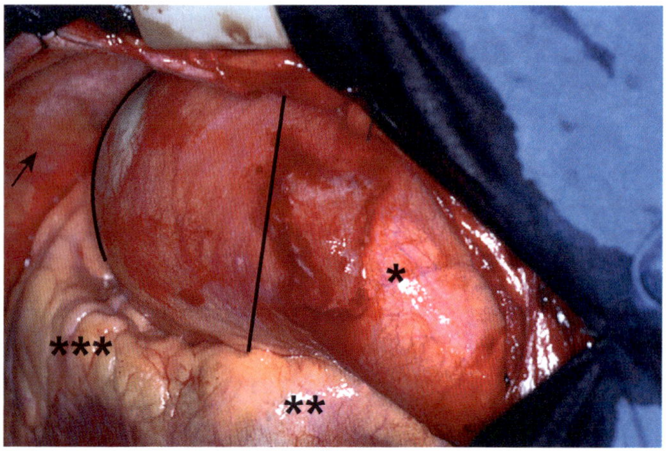

Abb. 13.1: Aneurysma der proximalen Aorta ascendens. Der Stern zeigt die distale Aorta ascendens, der Doppelstern die A. pulmonalis, der Dreifachstern den rechten Ventrikel und der Pfeil das hochgenähte Perikard. [6]

Aortendissektion

Der Aortendissektion liegt pathophysiologisch ein lokaler Einriss (Entry) von Intima und Media zugrunde. Die Wandschichten innerhalb der Media werden getrennt und der Blutfluss findet neben dem wahren im meist größeren falschen Lumen statt (► Abb. 13.1).

Ätiologie

Prädisponierend sind bei jüngeren Patienten Bindegewebsschwächen, bei älteren liegt hauptsächlich eine Ateriosklerose in Verbindung mit arteriellem Hypertonus zugrunde. In ca. 50 % d. F. befindet sich die Intimaläsion in der Aorta ascendens, weniger häufig in der Aorta descendens (40 %) und zu 10 % im Aortenbogen. Eine sogenannte retrograde Dissektion, bei der sich das Entry in der deszendierenden Aorta oder im Bogen befindet, kann sich auf die Aorta ascendens fortsetzen.

Einteilung

Aortendissektionen werden nach Stanford in Typ-A- und -B-Dissektionen, nach DeBakey von I–III unterschieden, wobei DeBakey I und II der Typ-A-Dissektion nach Stanford entsprechen. Die Einteilung nach Stanford hat sich im klinischen Alltag durchgesetzt (► Abb. 13.2).

Klinik

Die klassische Symptomatik der Typ-A-Aortendissektion ist gekennzeichnet durch einen thorakalen Vernichtungsschmerz mit Ausstrahlung in Hals und Rücken. Die Malperfusion und kritische Ischämie bei Verlegung der Aortenabgänge können die Viszeralgefäße, das Zerebrum sowie die Extremitäten betreffen. Dementsprechend kann das klinische Bild von neurologischen Komplikationen, abdominellen ischämischen Be-

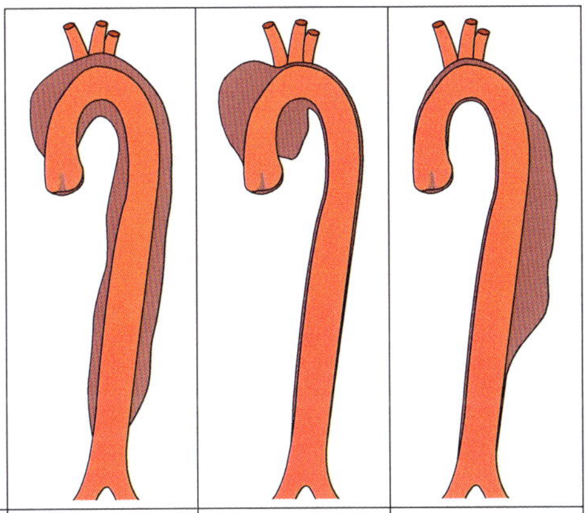

Häufigkeit	60 %	10–15 %	25–30 %
Typ	DeBakey I	DeBakey II	DeBakey III
	Stanford A		Stanford B
	proximal		distal

Abb. 13.2: Einteilungen der Aortendissektion. [16]

chwerden, Nierenversagen und Minder-lurchblutung der Extremitäten geprägt ein.

)ie am häufigsten zum Tod führende Kom-›likation der Typ-A-Dissektion ist die Peri-ardtamponade. Etwa 30–40 % der Patien-en mit akuter Typ-A-Dissektion versterben nnerhalb von 24 h nach dem Geschehen. Aus diesem Grund besteht eine absolute Notfallindikation zur Operation. Die Letali-ät der akuten Typ-B-Dissektion ist deutlich niedriger und wird, wenn keine kritische Malperfusion der Organe besteht, primär konservativ unter Blutdrucksenkung thera-›iert. Der operative Ersatz bei Typ-B-Dis-ektionen ist mit einer hohen neurologi-chen (Spinalis-anterior-Syndrom) Kompli-ationsrate und einer Mortalität von bis zu 30 % assoziiert.

Alternativ gewinnt die interventionelle Stentimplantation oder Fensterung im Intervall bei der Typ-B-Dissketion zunehmend an Bedeutung.

Diagnostik

Mittels transösophagealer Echokardiografie kann meist der Nachweis der Dissektionsmembran der Aorta ascendens wie auch evtl. einer begleitenden Aortenklappeninsuffizienz und v. a. eines Perikardergusses gestellt werden. CT oder MRT sind sensitive Methoden, aber in der Notfallsituation mit Zeitverlust verbunden. Bei stabilen Verhältnissen kann zusätzlich eine Angiografie (Aortografie mit Darstellung der Abgänge und Koronarien) indiziert sein. Die Typ-B-Dissektion wird mittels CT oder MRT diagnostiziert.

Operationstechnik Typ-A-Dissektion

Der Zugang erfolgt über eine mediane Sternotomie. Nach Anschluss an die EKZ über arterielle Kanülierung der A. femoralis, A. axillaris, A. subclavia oder direkte Kanülierung des wahren Lumens wird die Inspektion des Entrys vorgenommen. Im technisch einfachsten Fall findet sich ein isoliertes Entry im Bereich der Aorta ascendens, sodass nach Resektion der erkrankten Anteile der isolierte suprakoronare Ascendens-Ersatz mittels Prothese unter Verwendung von nicht resorbierbaren ggf. Teflon-unterlegten Materialien erfolgen kann. In jedem Fall ist eine kurze Inspektion des Aortenbogens auf weitere Entrys zwingend. Wenn diese nachweisbar sind, erfolgt das Abkühlen auf 18–22 °C und je nach Ausdehnung der partielle oder totale Bogenersatz.

Besteht eine Anuloektasie, kann entweder die Rekonstruktion der nativen Klappe erfolgen, oder es muss ein Klappen/Wurzelersatz bzw. die Implantation eines klappentragenden Conduits durchgeführt werden (David/Yacoub).

Trotz technischer Fortschritte beträgt die Mortalität der Operation ca. 10–20 % und ist im Wesentlichen durch die Malperfusion verursacht.

Nachsorge

Bedeutsam für die Prognose ist v. a. die Hypertonuseinstellung. Bei genetischer Belastung (Marfan-Syndrom/Ehlers-Danlos-Syndrom) gilt es, engmaschige Kontrollen einzuhalten.

- Für Aneurysmen der Aorta ascendens und des Aortenbogens besteht ab einem Durchmesser von 5 cm die Operationsindikation, für deszendierende oder abdominelle Aortenanerysmata ab 5,5 cm Durchmesser.
- Die Typ-A-Dissektion stellt unabhängig von der Entrylokalisation (Aorta ascendens, Bogen oder retrograd über die Aorta descendens) eine absolute Notfallindikation dar. Ihre akute Mortalität beträgt 30–40 %, die operative beträgt 10–20 %.
- Die chirurgische Therapie besteht je nach Einrisslokalisation entweder im isolierten Ascendens-Ersatz, in der Implantation (Bentall-OP) eines klappentragenden Conduits oder wenn möglich klappenerhaltend (David/Yacoub).
- Der partielle oder totale Bogenersatz wird im hypothermen Kreislaufstillstand möglichst mit selektiver Hirnperfusion durchgeführt.
- Die Typ-B-Dissektion wird primär konservativ therapiert bzw. bei vital gefährdenden Ischämien mittels Stent versorgt.

ZUSAMMENFASSUNG

Herzinsuffizienz

Ein Herz gilt als insuffizient, wenn das von ihm ausgeworfene Herzminutenvolumen nicht ausreicht, um die vom Organismus benötigte Perfusion und somit dessen Sauerstoffsättigung hinreichend zu gewährleisten. Das Blut staut sich in den Herzhöhlen und führt zur Volumenbelastung des Herzens und vorgeschalteter Strukturen. Das Herz und die zuführenden Gefäße dilatieren, bei Druckbelastung hypertrophieren sie. Das Endstadium der Herzinsuffizienz kann nur mittels Herztransplantation therapiert werden. Wenige chirurgische Maßnahmen stehen zur Verfügung.

Einteilung

Man unterscheidet die Rechtsherz- von der Linksherzinsuffizienz. Deren Kombination bezeichnet man als Globalherzinsuffizienz. Des Weiteren ist die Einteilung nach dem Verlauf in eine akute und eine chronische Form möglich.

Je nach Schweregrad kann in die NYHA-Stadien I–IV (New York Heart Association) eingeteilt werden:

- Stadium I: keinerlei Beschwerden unter körperlicher Belastung
- Stadium II: Atemnot bei schwerer Belastung
- Stadium III: Atemnot bei leichter Belastung
- Stadium IV: permanente Beschwerden, unabhängig von körperlicher Anstrengung

Klinik

Bei der **Linksherzinsuffizienz** staut sich das Blut über das linke Herz zurück in die Lunge. Häufige Ursachen sind Klappenvitien und ein Myokardinfarkt. Der Druck im Lungenkreislauf steigt an und presst Flüssigkeit in das umliegende Gewebe. Es bildet sich ein kardiales Lungenödem aus. Der Patient leidet unter Herzrasen, Atemnot und Husten mit schaumigem Auswurf. Bei schwerer Dyspnoe wird er zyanotisch. Bei länger anhaltender Linksherzinsuffizienz stellt sich rückwirkend eine gestörte Hämodynamik im kleinen Kreislauf ein. Der pulmonale Widerstand steigt an und das Blut staut sich in das rechte Herz zurück.

Somit hat sich eine zusätzliche **Rechtsherzinsuffizienz** eingestellt. Das Herz ist nicht mehr in der Lage, ausreichend Blut in den Lungenkreislauf zu pumpen. Der Patient wird zyanotisch. Zudem staut sich das Blut über die Hohlvenen in die Peripherie zurück. Typisch sind gestaute Halsvenen und eine Hepatosplenomegalie. Ebenso wegweisend sind periphere Ödeme, Aszites und Nykturie.

Tritt die Rechtsherzinsuffizienz isoliert auf, ist sie häufig Folge von Klappenfehlern, Links-Rechts-Shunts oder pulmonaler Hypertonie im Rahmen einer COPD.

Diagnostik

Linksherzinsuffizienz Das EKG zeigt einen Linkstyp. Auskultatorisch weisen feuchte, grobblasige Rasselgeräusche auf ein Lungenödem hin. In der Echokardiografie findet sich eine eingeschränkte Pumpfunktion des linken Ventrikels. Die Doppler-Echokardiografie kann Ursache und Ausmaß des verminderten Pumpvolumens aufdecken. Der Herzkatheter ist bei akuter Linksherzinsuffizienz zum Ausschluss eines Myokardinfarkts indiziert. Im Röntgen-Thorax fällt eine vermehrte Gefäßzeichnung auf. Im Seitbild ist der Retrokardialraum verkleinert.

Rechtsherzinsuffizienz Das EKG weist einen Rechtstyp auf. In der Echokardiografie erkennt man den hypertrophierten oder dilatierten rechten Ventrikel. In der Doppler-Echokardiografie können das Pumpvolumen des rechten Herzens, Klappenfunktionen und potenzielle Shunt-Verhältnisse beurteilt werden. Im Röntgenthorax imponiert ein erweiterter rechter Herzschatten. Die Hohlvenen sind gestaut. Das Seitbild zeigt einen verkleinerten Retrosternalraum.

Operationsindikation und -kontraindikation

Zunächst wird durch Lebensumstellungsmaßnahmen und pharmakologisch versucht, der Herzinsuffizienz entgegenzuwirken. Zum Einsatz kommen Herzglykoside, ACE-Hemmer, Diuretika und β-Blocker. Eine klare Indikation zur Operation ist, wenn die Operation die Ursache der Herzinsuffizienz beheben kann (koronare Herzkrankheit), Klappen-, Shuntvitien etc.).

Dreikammerschrittmacher (biventrikulärer Schrittmacher) und Batista Procedure

Operationstechniken

Dreikammerschrittmacher

Ab dem NYHA-Stadium III findet sich bei einem Großteil der Patienten ein Linksschenkelblock. Operiert wird bei pharmakologischem Therapieversagen und einem QRS-Komplex > 150 ms. Ziel des Schrittmachers ist die **Cardiac Resynchronisation Therapy (CRT)**. Der Linksschenkelblock bedingt eine asynchrone Myokarderregung. Das Hauptproblem ist die verspätete und insuffiziente Kontraktion der Posterolateralwand. Es stellt sich ein Pendelvolumen innerhalb des linken Ventrikels ein und das Herzminutenvolumen nimmt ab. Ähnliches gilt für den Rechtsschenkelblock, bei dem das Problem die verspätete insuffiziente Kontraktion des anterior-interventrikulären Myokards ist.

Der Dreikammerschrittmacher stimuliert die Ventrikel simultan und sichert die konsequente Überleitung aus den Vorhöfen. Über einen venösen Zugang werden eine Sonde im rechten Vorhof und eine Sonde im rechten Ventrikel platziert. Eine dritte Sonde wird beim Linksschenkelblock über den Sinus coronarius in der Posterolateralwand platziert.

Beim Rechtsschenkelblock wird die dritte Sonde analog anterior-interventrikulär platziert. (Ebenfalls möglich ist die linksanteriore Thorakotomie mit anschließender Einnaht der Sonde in den Ventrikel.) Das Aggregat wird i. d. R. subkutan im subklavikulären Bereich implantiert (▸ Abb. 14.1).

Batista Procedure

Das Ziel ist die linksventrikuläre Resektion bei Patienten mit dilatativer Kardiomyopathie (DCM). Laplace beschrieb die Auswirkungen des transmuralen Drucks (P), des ventrikulären Radius (r) und der Wanddicke (d) auf die Wandspannung (K) wie folgt: $K = P \times r/(2 \times d)$.

Ein kleiner Radius bedingt eine kleine Wandspannung und entlastet das Herz. Der Ventrikel muss weniger Kraft aufbringen. Die dilatative Kardiomyopathie bedingt einen großen Radius und eine dünne Wand. Die Papillarmuskeln werden gedehnt und ziehen die Segel der Mitralklappe auseinander. Zudem wird der Klappenring überdehnt. Eine Mitralinsuffizienz stellt sich ein. Operiert werden Patienten mit dilatativer Kardiomyopathie und Mitralinsuffizienz im NYHA-Stadium III, vorzugsweise IV. Weitere Voraussetzung ist ein linksventrikulärer Radius von > 4 cm. Die Batista-Operation soll die Herztransplantation ersetzen oder hinauszögern.

Zur Operation wird die extrakorporale Zirkulation (EKZ) eingeleitet und der linke Ventrikel eröffnet. Die Exzision verläuft paraseptal zwischen dem R. interventricularis anterior (LAD) und dem R. interventricularis posterior (RIVP/RIP) (▸ Abb. 14.2). Diagonale Äste werden nicht geschont. Die Schnittlänge erstreckt sich vom Mitralklap-

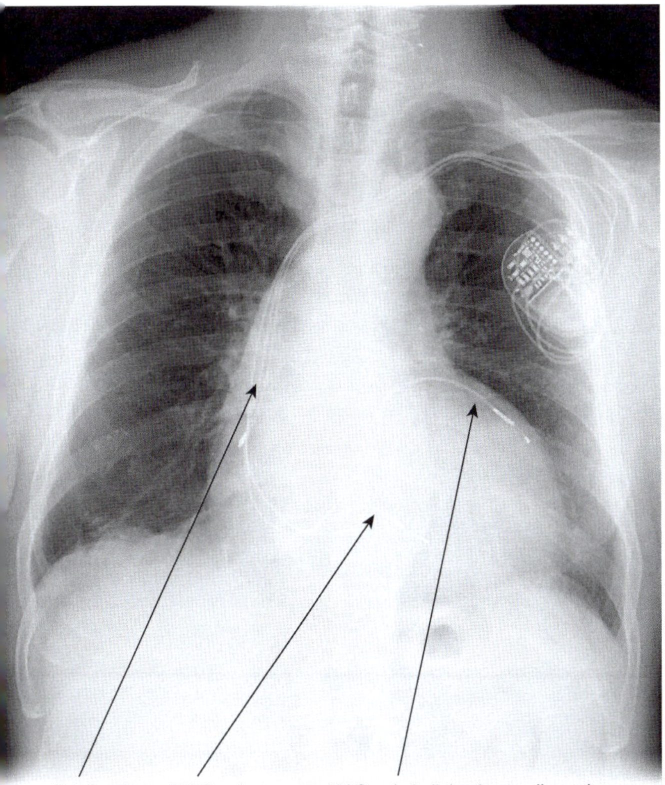

Abb. 14.1: Biventrikulärer Schrittmacher. Eine Sonde liegt im rechten Vorhof, die zweite im rechten Ventrikel. Eine dritte Sonde wurde über den Koronarsinus in einer Vene der Posterolateralwand platziert. [17]

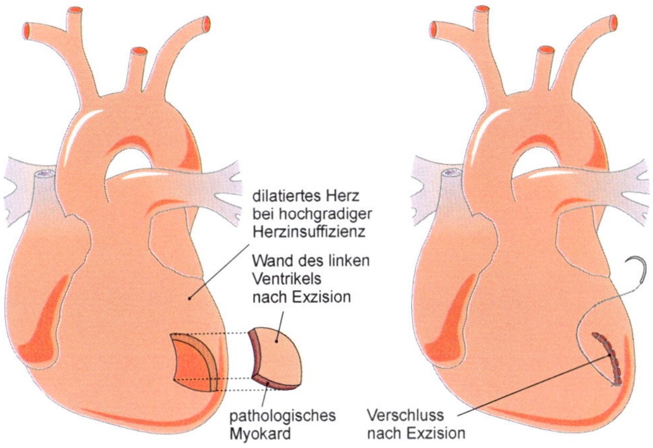

Abb. 14.2: Batista Procedure. Die ausgedünnte Wand des linken Ventrikels wird reseziert und anschließend mittels Naht verschlossen. [5]

penanulus bis zur Herzspitze. Anschließend wird die Mitralklappe rekonstruiert oder ersetzt und der Ventrikel verschlossen. Zum Verschluss sollten die Fäden mit Filzmaterial verstärkt werden. Bei Bedarf schließt sich eine Rekonstruktion der Trikuspidalklappe an. Hierzu wird mittels filzarmierten Fäden der Trikuspidalanulus gerafft (DeVega-Technik).

Komplikationen

Komplikationen der Schrittmacherimplantation ▸ Kapitel 19.

Die Batista-Operation birgt die Gefahr eines linksventrikulären Pumpversagens. Es darf nicht zu großzügig reseziert werden. Versagt eine Katecholamintherapie und ist die Senkung der Nachlast ohne Nutzen, müssen die Patienten mit einem Unterstützungssystem versorgt und zur Herztransplantation gelistet werden.

Outcome

Zwei Drittel der Patienten profitieren von der Implantation eines CRT-Schrittmachers. Im NYHA-Stadium IV werden noch bessere Ergebnisse erzielt.

Von der Batista-Operation profitieren etwa 50 % der Patienten. Die Wandspannung nimmt um die Hälfte ab. Dementsprechend steigt das Herzminutenvolumen um etwa 60 %.

- Man unterscheidet Rechts-, Links- und Globalherzinsuffizienz.
- Die Herzinsuffizienz wird in die NYHA-Stadien I–IV eingeteilt.
- Die operative Versorgung besteht in der Implantation eines CRT-Schrittmachers oder der Batista-Operation.
- Das Prinzip der Batista-Operation unterliegt dem Gesetz von Laplace. Durch Resektion des linken Ventrikels werden der Radius und die Wandspannung verkleinert. Der Ventrikel wird entlastet und die Ejektionsfraktion nimmt zu.

ZUSAMMENFASSUNG

Die Kreislaufunterstützungssysteme entlasten das Herz und unterstützen dessen Funktion. Sie gewährleisten die Kreislaufstabilität und ermöglichen ggf. eine Rekompensation. In der Regel wird versucht, den Patienten wieder von dem Unterstützungssystem zu entwöhnen. Es ist jedoch ebenfalls möglich, das System zu belassen, bis ein Spendeorgan zur Verfügung steht oder als „destination therapy". Kreislaufunterstützungssysteme können auch bei Routineeingriffen notwendig werden. Selbst komplikationsreiche Katheterinterventionen können den Einsatz eines Unterstützungssystems erforderlich machen.

Einteilung

Die Einteilung der Unterstützungssysteme erfolgt anhand des Wirkprinzips und des geplanten Unterstützungszeitraums. Des Weiteren gibt es Systeme, die eine Herzhälfte unterstützen, und solche, die beide Hälften entlasten. Zudem kann man die Systeme anhand der Lage ihrer Blutpumpe in extrakorporale und intrakorporale Assists aufteilen.

Kurzeitige Kreislaufunterstützung

Extrakorporale Membranoxygenierung (ECMO)

Das Prinzip der ECMO (▶ Abb. 15.1) ist ähnlich dem Prinzip der Herz-Lungen-Maschine (HLM) (▶ Kap. 5). Die typische Indikation für eine ECMO-Implantation ist das kardiale Pumpversagen. Hierunter fällt auch das intra- oder postoperative Pumpversagen. Die ECMO kann an die HLM-Kanülen konnektiert werden. Sie generiert einen nichtpulsatilen Fluss. Wird sie mit einer intraaortalen Ballonpumpe kombiniert, kann ein annähernd pulsatiler Fluss hergestellt werden.

Bei ausreichender Herzfunktion wird die ECMO venovenös angeschlossen und so die Lunge entlastet. Bei insuffizienter Herzfunktion erfolgt ein venoarterieller Anschluss, was das Herz entlastet. In beiden Fällen übernimmt die ECMO die Lungenfunktion und somit den Gasaustausch. Folglich wirkt eine maschinelle Ventilation lediglich dem Untergang von Lungengewebe entgegen.

Der Fluss über der ECMO ist regulierbar. Zunächst wird das gesamte Herzminutenvolumen von ihr geleistet. Im weiteren Verlauf wird versucht, die Lungenstrombahn zu reperfundieren. Hierfür drosselt man den Fluss über der ECMO und erhöht den Fluss über dem rechten Ventrikel. Bei stabilen Kreislaufverhältnissen und suffizienter Oxygenierung wird die ECMO abgeschaltet und explantiert. Sie sollte nicht länger als 1 Woche belassen werden.

> Die Ergebnisse von Patienten mit ECMO sind ungünstig, da sie als Ultima-Ratio-Therapie bei Patienten ohne Alternative eingesetzt wird. Aussicht auf Erfolg besteht nur, wenn der Patient wieder frühzeitig von der ECMO entwöhnt werden kann.

Intraaortale Ballonpumpe (IABP)

Ein Ballonkatheter wird, vorzugsweise transfemoral in Seldinger-Technik, in der Aorta descendens platziert. Die genaue Lage des Katheters, distal des Abgangs der A. subclavia sinistra, wird radiologisch gesichert. In der Systole wird der Ballon entleert. Somit sinkt die Nachlast. In der Diastole wird der Ballon mittels Helium aufgeblasen und verschließt kurzzeitig die Aorta descendens. Somit wird die Nachlast gesenkt und Myokardperfusion sowie Perfusion der oberen Extremität werden verbessert. In der Regel kann der Patient nach wenigen Tagen von der IABP entwöhnt werden.

Mittel- bis längerfristige Kreislaufunterstützung

Ventricular Assist Devices (VAD) sind Pumpsysteme, die parallel zu den Ventrikeln geschaltet werden, wobei bei manchen Systemen auch eine Schaltung in Serie möglich ist.

Die Systeme unterscheiden sich hinsichtlich der Lokalisation der Pumpe (extrakorporal/intrakorporal), des Pumpmechanismus (pneumatisch/elektrisch) und der Existenz von künstlichen Klappen.

Einige Ventricular Assist Devices können nur einen Ventrikel unterstützen (LVAD/RVAD), andere beide (BiVAD, ▶ Abb. 15.2). Für die **Bridge-to-HTx/HLTx-Therapie** werden vornehmlich parakorporale Systeme mit pneumatisierten Pumpkammern verwendet (z. B. Berlin Heart Excor®). Diese Systeme werden bevorzugt biventrikulär implan-

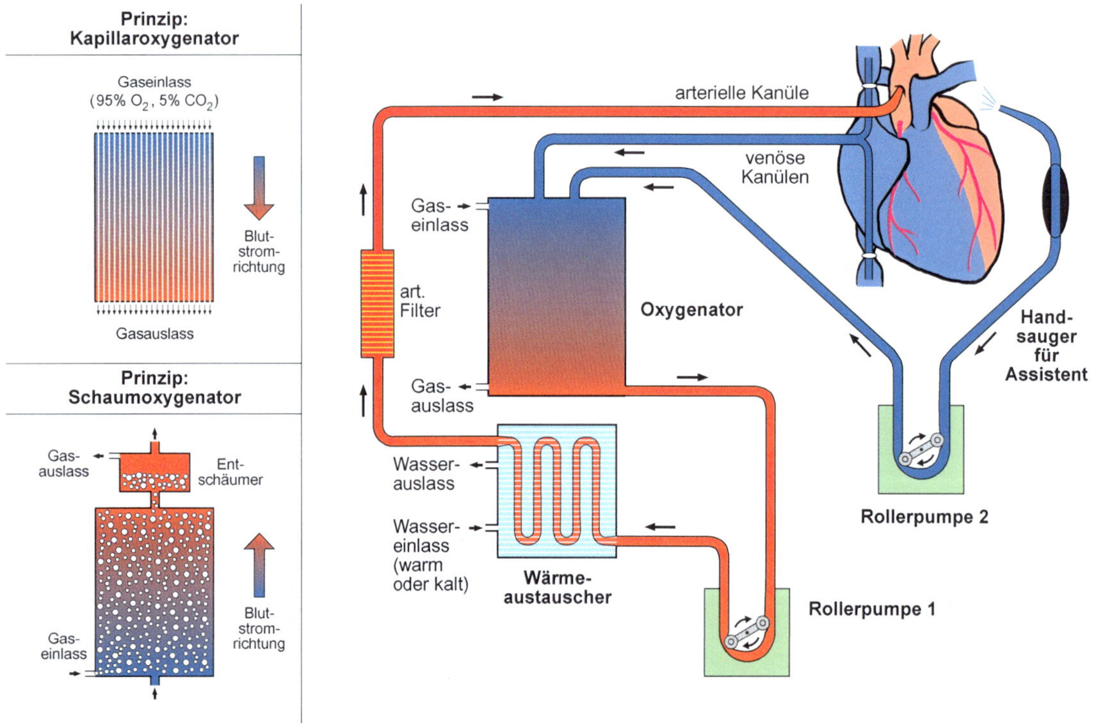

Abb. 15.1: Schema der extrakorporalen Zirkulation: Prinzip von extrakorporalen Membranoxygenierung (ECMO) und Herz-Lungen-Maschine (HLM). [1]

iert. Die abführenden und zuleitenden Kaülen penetrieren dabei die Thoraxwand. Die 'umpsysteme sind mit den Kanülen konnekiert und verbleiben extrakorporal. Jedes Sysem ist mit einer Steuereinheit verbunden, die lem Patienten eingeschränkte Mobilität verchafft. Auch Kinder können mit dem Berlin Ieart Excor® versorgt werden.
st mit einem längeren Zeitraum bis zur 'ransplantation zu rechnen, oder ist diese eine Option mehr (Destination Therapy), verden vollständig implantierbare Systeme evorzugt. Die pulsatilen Pumpkammern verden dabei intrathorakal belassen. Die teuerkabel werden nach extrakorporal geeitet. Sie sind mit dem externen Steuersysem konnektiert (z. B. Novacor®).
Ieuartige Turbinensysteme benötigen keie Pumpkammern und werden ebenfalls änzlich implantiert (z. B. Berlin Heart IN-COR®; ▶ Abb. 15.3). Sie sind zurzeit nur für lie Linksherzunterstützung verfügbar. Von änzlich implantierbaren Systemen, bei deen die Kabel inklusive der Steuereinheit ntrathorakal liegen, ist man abgekommen. Das LionHeart® unterlag diesem Prinzip, var jedoch an eine Vielzahl von Komplikaionen, vornehmlich Infektionen, gekoppelt.

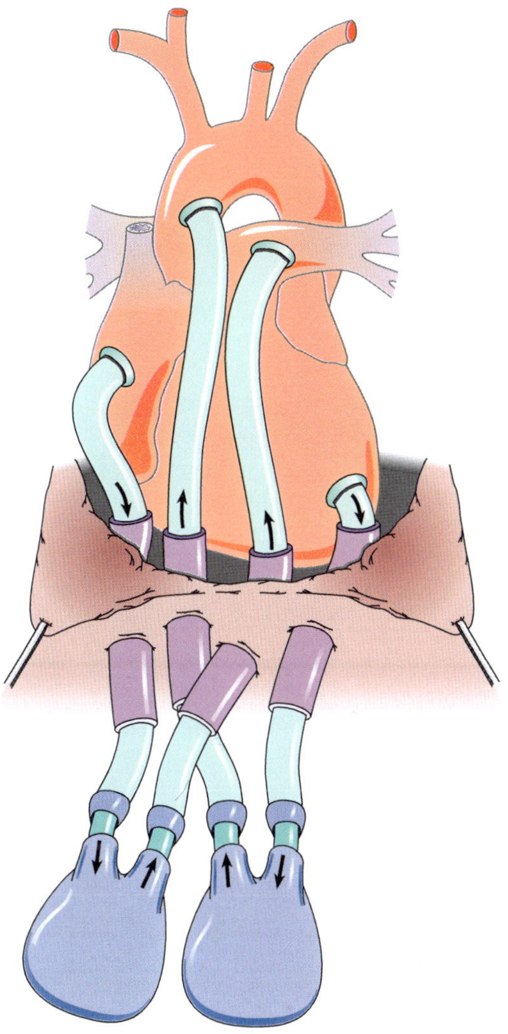

Abb. 15.2: BiVAD. Die Kanülen sind zur Überbrückung des rechten und linken Herzens implantiert. Sie penetrieren die Thoraxwand. Die Blutpumpen verbleiben extrakorporal. [5]

Operationsindikation und -kontraindikation

Die Indikationen müssen dem Einzelfall angepasst werden.
m angelsächsischen Raum wird das Bridgeo-HTx/HLTx-Prinzip vom Bridge-to-Recovery-Prinzip unterschieden. Die Implanation eines Langzeitassists gilt oftmals als Oneway-Procedure und macht i. d. R. eine Herztransplantation notwendig. Fürs Assists, welche die Zeit bis zur Transplantation iberbrücken sollen, gelten demnach weiestgehend die Operationsindikationen und kontraindikationen in ▶ Kapitel 16.
Die Indikationen für das Bridge-to-Recovey-Prinzip sind weitaus komplexer.
Generell gilt als Operationsindikation die Kombination aus:

1. Herzindex: [HMV/Körperoberfläche] < 2,0 l/min/m^2; (Norm: 2,5–4 l/min/m^2)
2. Maximale Sauerstoffaufnahme: (HMV × arterieller O_2-Gehalt – venöser O_2-Gehalt]) < 12 ml/min/kg; (Norm altersabhängig)

Zusätzlich fließen folgende Parameter in die Beurteilung des Kreislaufversagens mit ein:

- ZVD
- Nierenfunktion
- pulmonalkapillärer Verschlussdruck
- mittlerer arterieller Druck (MAD)

Dabei kann die alleinige Bestimmung des zentralen Venendrucks und des linksatrialen Drucks bzw. des pulmonalkapillären Verschlussdrucks als Operationsindikation ausreichen. Mit diesen Werten ist eine ausreichende Beurteilung des rechtsventrikulären Pumpvermögens möglich.
Jedoch ist i. d. R. die Rechtsherzinsuffizienz Folge eines Linksherzversagens. So ist mitunter eine Therapie mittels isolierter Linksherzunterstützung (LVAD) ausreichend. Das Rechtsherzversagen wird passiv mittherapiert.
Unterstützungssysteme dürfen nicht implantiert werden bei aktiven Infektionen, Störungen der Hämostase, fortgeschrittener Arteriosklerose, hochgradiger Mitralstenose oder Aorteninsuffizienz und bei Vorliegen einer mechanischen Aortenklappenprothese. Wird die mechanische Klappenprothese durch eine biologische Klappenprothese ersetzt, so ist nachfolgend die Implantation möglich. Innerhalb der akuten Infektionen stellen kardiale Infektionen die Ausnahme dar, da sie nicht als Kontraindikation für die Implantation eines Unterstützungssystems gelten.

Operationstechnik

Zur Implantation der gängigen Systeme ist i. d. R. die mediane Sternotomie notwendig. Die Operation kann mit oder ohne Einsatz der Herz-Lungen-Maschine durchgeführt werden. Zur Implantation von LVADs hat sich der Einsatz der Herz-Lungen-Maschine etabliert. Die arterielle Kanüle wird atypisch im Aortenbogen platziert. So wird Raum für das Ausflussconduit gespart. Venös wird standardmäßig das rechte Herzohr kanüliert. (Zur Implantation von RVADs und BiVADs erfolgt die venöse Kanülierung über die Hohlvenen.) Alternativ kann die Herz-Lungen-Maschine über die Femoralgefäße angeschlossen werden (venoarteriell). Der kardioplegische Herzstillstand wird nur in Ausnahmen eingeleitet. Zunächst platziert man das Aggregat (Pumpkammern oder Turbinensystem) der intrakorporalen Systeme intraperikardial. Wenn

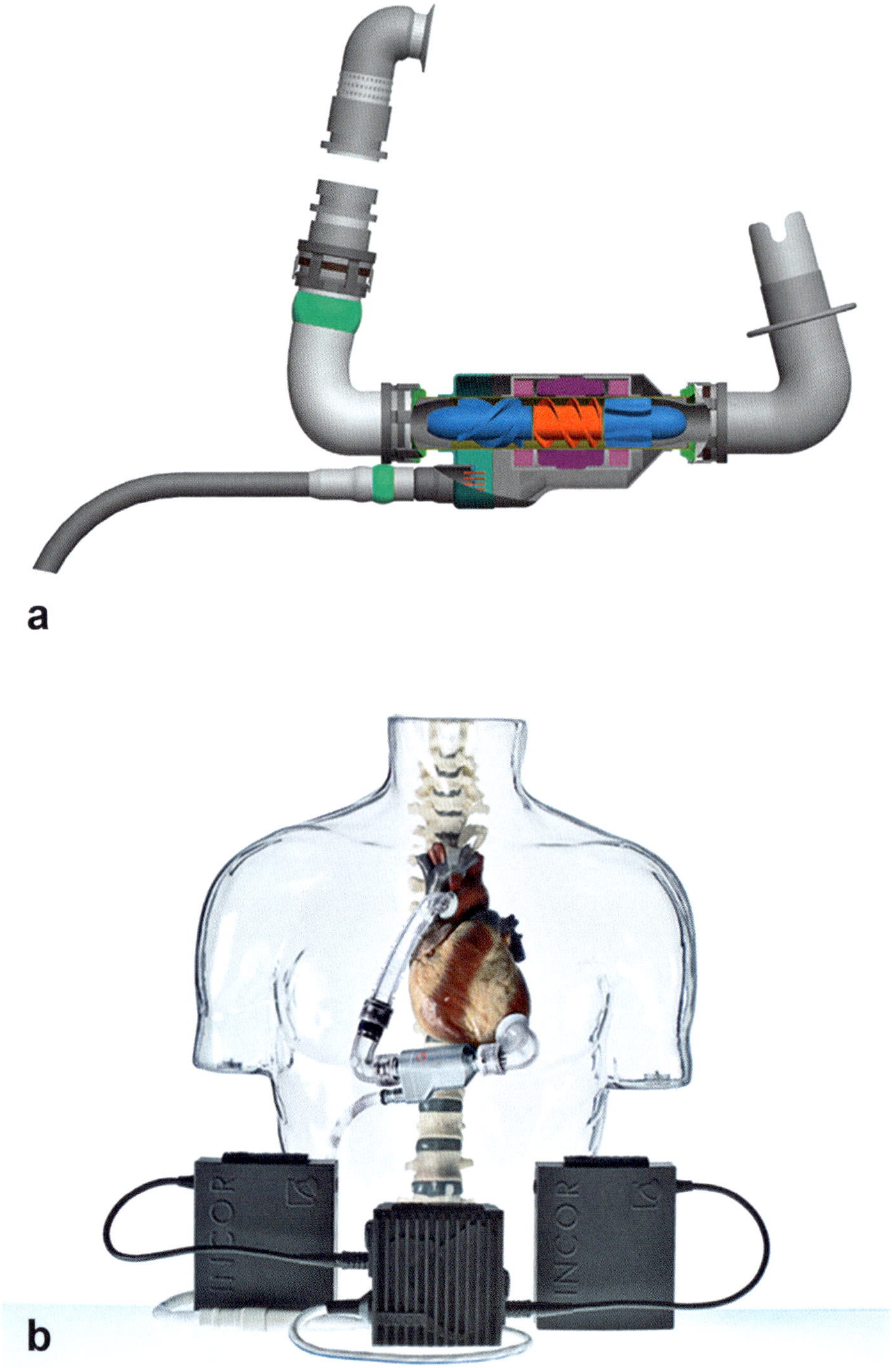

Abb. 15.3: Berlin Heart INCOR®: implantierbares Linksherzunterstützungssystem. [18]
a) Aus der linken Herzspitze wird das Blut über das Einlassconduit in die Blutpumpe überführt. Das Turbinensystem beschleunigt es und wirft es in das Auslassconduit, das in der Aorta ascendens platziert wurde, aus. Über den Kabelstutzen ist die Blutpumpe mit der externen Steuereinheit verbunden.
b) Für die Steuereinheit erhält der Patient ein Carrier-Bag und ist somit nahezu uneingeschränkt mobil. 60 % der Patienten können in die ambulante Betreuung entlassen werden.

nötig, wird hierfür eine Aggregattasche präpariert. Nachfolgend werden an der Herzspitze filzarmierte Einzelknopfnähte vorgelegt. Anschließend bringt man das Einflussconduit in die Herzspitze ein und anastomosiert es. Nun werden beide Conduits mit dem Aggregat konnektiert. Erst jetzt näht man das Ausflussconduit, proximal der arteriellen Kanüle, in die Aorta ein. Schließlich erfolgt die Ausleitung der Steuerkabel, wobei das Abdomen rechtsseitig penetriert wird.
Bei Excor-Systemen verfährt man in umgekehrter Reihenfolge: So werden zunächst beide Conduits platziert und nachfolgend mit dem Aggregat konnektiert. BiVADs, wie das Berlin Heart Excor®, unterstützen zusätzlich das rechte Herz. Hierzu wird das rechte Herzohr eröffnet und nachfolgend ein weiteres Einflussconduit im rechten Vorhof platziert. Dabei ist die Tabaksbeutelnaht den filzarmierten Einzelknopfnähten vorzuziehen. Das zugehörige Ausflussconduit bringt man in den Truncus pulmonalis ein. Die Prothese wird End-zu-Seit anastomosiert (analog zur Technik des linken Ausflussconduits in der Aorta). Schließlich konnektiert man alle vier Conduits mit dem Aggregat. Abschließend werden alle Systeme über ihre Steuerkabel mit der Steuereinheit verbunden. Das Entlüften erfolgt durch Beklopfen der Pumpkammern. Anschließend werden die Systeme gestartet und die Herz-Lungen-Maschine abgeschaltet.

Komplikationen

Die Infektionsgefahr hängt von der Beschaffenheit des Unterstützungssystems ab. Wird viel Kunststoff implantiert, unterliegt der Patient einem hohen Infektionsrisiko. Häufig kommt es zunächst zu einer bakteriellen Kontamination von extrakorporalen Systemteilen. Nachfolgend dringen die Keime über die Steuerkabel in den Körper ein (zumeist grampositive Kokken).
Panel reactive Antibodies (PRA) sind Antikörper aus der Gruppe der Anti-HLA-Antikörper. Man findet sie bei 40 % der Patienten, vornehmlich in den ersten postoperativen Wochen. Hierbei gilt eine infektiöse Genese als ebenso wahrscheinlich wie eine Posttransfusionsreaktion. Bei hohen PRA-Werten kann eine immunsuppressive Therapie eingeleitet werden. So wird versucht, der Abstoßungsreaktion gegen das spätere Transplantat vorzubeugen.

Assists Alle bedingen einen hohen systemischen Druck. In der Folge kann sich ein Hirnödem ausbilden. Hier ist umgehend eine forcierte antihypertensive Therapie einzuleiten. Zudem muss der Fluss über dem Assist reduziert werden.
Einzig beim HeartMate® kann auf den Einsatz von plasmatischen Gerinnungshemmern verzichtet werden. Die übrigen Systeme kommen postoperativ ohne eine Vollheparinisierung nicht aus. Häufig kann im weiteren Verlauf auf Marcumar umgestellt und dann zumeist auf das Heparin verzichtet werden. Dennoch ist der Patient einer hohen Blutungsgefahr ausgesetzt. Folglich hat sich in manchen Zentren der postoperative Anschluss an das CATS-plus-System®

(Continuous Autotransfusion System) etabliert. Das Blut aus den Operationsdrainagen wird innerhalb des Systems aufgearbeitet und dem Patienten unmittelbar retransfundiert. Marcumar wird an einen Ziel-INR von 2,5–3,5 angepasst. Zusätzlich wird dem Thromboembolierisiko mit Thrombozytenaggregationshemmern entgegengewirkt. Die Thromben bilden sich vornehmlich prä- oder intraoperativ. Doch auch postoperativ kann es v. a. im Bereich des Einflussconduits zur Thrombenbildung kommen.

ECMO Sie birgt alle Gefahren der extrakorporalen Zirkulation. Das Blut wird enormen Scherkräften und Fremdmaterialien ausgesetzt. Zudem besteht auch hier ein Blutungsrisiko. Diesem kann durch den Einsatz von heparinbeschichteten Systemen begegnet werden. Über die Freisetzung von IL-8 wird außerdem die Mikrozirkulation gestört und folglich die Perfusion lebenswichtiger Organe gefährdet.

Beim Berlin Heart Excor® liegt das Device extrakorporal, was den Patienten besonders für Infektionen gefährdet. Die pneumatisierten Pumpen sind zudem für den Patienten zugänglich und relativ geräuschintensiv, weshalb manche Patienten eine psychische Traumatisierung entwickeln.

LVAD Sie haben womöglich negative Auswirkungen auf die Hämodynamik des rechten Herzens, während die Pumpfunktion des linken Herzens verbessert wird. In dessen Folge kommt es zur abrupten Überperfusion der Peripherie und nachfolgend des rechten Herzens. So kann es zu einem relativen Rechtsherzversagen kommen (Low-output-Syndrom rechts). Die postoperative Überwachung des zentralen Venendrucks ist somit obligat. Für gewöhnlich kann durch eine sukzessive Leistungssteigerung des Assists dem Rechtsherzversagen entgegengewirkt werden. Zudem kann durch eine NO-Inhalation bzw. eine Prostaglandininfusion die Nachlast des rechten Herzens gesenkt werden.

Schwieriger gestalten sich die Diagnostik und das Handling vom linkseitigen Low-output-Syndrom. Im Rahmen einer dilatativen Kardiomyopathie kann ein Conduit durch ein prominentes Septum verlegt sein. Ebenfalls müssen Klappenvitien, eine Herzbeuteltamponade und bei Kindern auch kongenitale Missbildungen als Ursache in Betracht gezogen werden.

Outcome

Heute verwendete Langzeitunterstützungssysteme liefern zufriedenstellende Ergebnisse. So kann durch Zuhilfenahme eines Assists jeder zweite Patient transplantiert werden.
Wird ein Device als Destination Therapy implantiert, gibt es vereinzelte Langzeitüberlebensraten von über 3 Jahren.
Die ECMO hat die ungünstigsten Ergebnisse aller Unterstützungssysteme. Postoperativ leidet die Hälfte der Patienten an multiplem Organversagen und Infektionen. Nur ein Drittel der Patienten überlebt.

- Herzunterstützungssysteme können zur kurzzeitigen oder längerfristigen Unterstützung implantiert werden.
- Man unterscheidet intrakorporale von extrakorporalen Systemen. Zusätzlich unterteilt man die Systeme in RVAD, LVAD und BiVAD.
- In Deutschland weit verbreitete Systeme sind das Berlin Heart Excor® und das Berlin Heart INCOR®.
- Die ECMO wird zur kurzzeitigen Herz- und/oder Lungenunterstützung angeschlossen. Der Patient sollte frühzeitig wieder von der Maschine entwöhnt werden.
- Das Prinzip der ECMO entspricht weitestgehend dem Prinzip der Herz-Lungen-Maschine.

ZUSAMMENFASSUNG

Im Jahr 2008 wurden in Deutschland 382 Herzen transplantiert. Weitaus mehr Patienten warten auf ein Spenderherz. Eurotransplant® vermittelt Spenderorgane in den Benelux-Ländern, Deutschland, Österreich, Slowenien und Kroatien.

Operationsindikationen und -kontraindikationen

Die Indikation zur Herztransplantation (HTx = Heart exchange) wird i. d. R. aufgrund einer ischämischen Kardiomyopathie (ICM) oder einer dilativen Kardiomyopathie (DCM) gestellt. Beide Kardiomyopathien resultieren in einer hochgradigen Herzinsuffizienz. Für eine HTX-Indikation darf diese nicht mehr auf eine konservative Therapie ansprechen.
Folgende Kriterien fließen in die Beurteilung der Herzinsuffizienz ein:

- HMV = HF × EF
- MAD
- VO_2 max (maximale Sauerstoffaufnahme)
- Natrium im Serum
- EKG: Blockbild
- KHK
- PCWP (Pulmonal Capillary Wedge Pressure)

Anhand dieser Kriterien wird ein Punktesystem erstellt. Dadurch kann die Wahrscheinlichkeit (P) der 1-Jahres-Überlebensrate angegeben werden. Man setzt die Wahrscheinlichkeit mit dem aktuellen Wert der 1-Jahres-Überlebensrate nach Herztransplantation ins Verhältnis: P[ohne HTx]/1-Jahres-Überlebensrate [nach Herztransplantation]:

- Ergebnisse < 1: Indikation zur Herztransplantation
- Ergebnisse > 1: Die Herzinsuffizienz ist eine fortschreitende Erkrankung. Somit müssen diese Patienten mit Ergebnissen > 1 in regelmäßigen Abständen reevaluiert werden.

Selbstverständlich existieren auch Ausschlusskriterien für die Herztransplantation. Das „Old-for-Old"-Programm hat die Altersgrenze auf über 70 Jahre angehoben. **Absolute Kontraindikationen** seitens des Empfängers sind solide Tumore, Infektionen und einige systemische Erkrankungen. Davon ausgenommen sind Infektionen des Assist Device. Hämatologische Erkrankungen, Leberversagen, schwere periphere arterielle Verschlusskrankheit, schwere Erkrankungen des respiratorischen Systems und fortgeschrittene Niereninsuffizienz gelten als **relative Kontraindikationen**. Mitunter kann hier aber kombiniert transplantiert werden. Zudem muss der Empfänger psychisch stabil sein.
Ist der Spender kardial vorbelastet, wird das Organ nicht transplantiert.

Allokation

Mehrere Kriterien stufen den Patienten als potenziell lebensbedroht ein. Dies bedingt eine **HU-Listung** (HU = High Urgent). Ein hohes Rating steigert die Chance auf ein Spenderorgan. Ebenso ist die Wartezeit ein gewinnbringendes Kriterium. Zwischen Empfänger und Spender sollte der Gewichtsunterschied nicht > 20 % sein. Eine Transplantation zwischen den Geschlechtern ist möglich.
Das Herz toleriert nur eine kurze Ischämiezeit. Nach etwa 4 h sollte es transplantiert werden. Diese Zeitspanne spielt ebenfalls bei der Auswahl des Empfängers eine Rolle. Außerdem ist sie der limitierende Faktor in der Abstimmung von HLA-Merkmalen. Eine hochgradige Übereinstimmung ist wünschenswert. Das AB0-System limitiert bei Erwachsenen die Organwahl, bei Säuglingen nicht.

Operationstechnik

Entnahme des Spenderorgans

Der Thorax wird eröffnet und das Herz inspiziert. Sichtbare Pathologien stellen ein Ausschlusskriterium dar. Anschließend wird die extrakorporale Zirkulation eingeleitet. Nach künstlich induziertem Kammerflimmern wird das Herz mittels Kardioplegie stillgelegt. Zunächst werden die V. cava inferior, die Vv. pulmonales, die V. cava superior und die A. pulmonalis durchtrennt. Nachfolgend wird die Aorta durchtrennt. Dabei ist die Schnittführung an der Aorta variabel. Sie richtet sich nach der Pathologie des Empfängers. Schließlich kann das Herz entnommen werden. Extrakorporal werden die Vorhöfe präpariert:

- linker Vorhof: Er wird derart verkleinert, dass die Ostien der Vv. pulmonales nicht erhalten bleiben.
- rechter Vorhof: Es wird ein Längsschnitt, ausgehend vom Abgang der V. cava inferior, in Richtung rechtes Herzohr gesetzt. Die V. cava superior wird ligiert.

Orthotope Herztransplantation

Die extrakorporale Zirkulation wird eingeleitet. Hierfür werden beide Hohlvenen und die Aorta kanüliert. Unter Hypothermie wird das kranke Herz entnommen. Dabei bleiben die Rückwände der Vorhöfe inklusive der Zuflüsse der Hohlvenen bzw. der Lungenvenen erhalten. Die Aorta und die A. pulmonalis werden durchtrennt. Nach Entnahme des kranken Herzens implantiert man das Spenderherz. Zunächst werden linker und rechter Vorhof fortlaufend eingenäht und nachfolgend die A. pulmonalis und die Aorta End-zu-End anastomosiert (► Abb. 16.1).

Komplikationen

Postoperativ ist eine mangelnde Auswurffraktion des Grafts möglich. Die Auswurf-

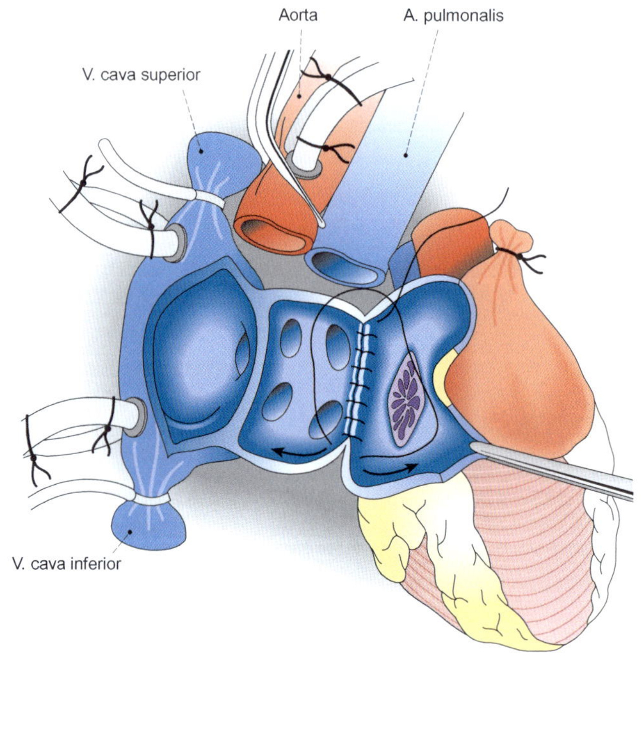

Abb. 16.1: Herztransplantation nach Lower und Shumway. Ausgehend vom linken Vorhof wird das Spenderherz eingenäht. [1]

fraktion des Spenderherzens normalisiert sich i. d. R. innerhalb der ersten Tage. Die Zeit kann mittels ECMO überbrückt werden. Bei einer Rechtsherzinsuffizienz kann mittels NO-Inhalation und Prostaglandingabe der pulmonalvaskuläre Widerstand gesenkt werden.
Bei der Transplantation wird nahe des Sinusknoten operiert. Folglich kann dieser beschädigt werden. Postoperativ benötigen 10 % aller Patienten einen permanenten Schrittmacher.
Oftmals lässt die Kürze der Zeit kein präoperatives Cross-Match zu. Dann ist das Risiko einer perakuten Transplantatabstoßung erhöht. Hinweisend hierfür ist ein rascher Abfall der Auswurffraktion. In diesem Fall muss die Immunsuppression forciert werden. Die Letalität ist trotz aller Maßnahmen hoch.

Nachsorge

Intraoperativ wird eine Therapie mit positiv-inotropen Substanzen, positiv-chronotropen Substanzen und Vasodilatanzien begonnen. Dies unterstützt und entlastet das Graft.
Um einer Abstoßungsreaktion vorzubeugen, ist eine immunsupressive Therapie nach Herztransplantation notwendig. Die Therapie ist in Dosis und Zusammensetzung individuell zu kalkulieren. Allgemein gilt die Empfehlung für die Dreifachkombination aus Steroid, Azathioprin und Ciclosporin A. Unmittelbar postoperativ bedient man sich zusätzlich eines antilymphozytären Antikörpers. Auch die Substanzen Mycophenolat-Mofetil und Tacrolimus spielen mittlerweile eine bedeutende Rolle. Um das Ausmaß einer potenziellen Abstoßung zu beurteilen, wird eine endomyokardiale Biopsie vorzugsweise am rechten Ventrikel durchgeführt. Hierzu ist der Zugang über die rechte V. jugularis interna notwendig.
In den ersten 3 Monaten nach Herztransplantation wird mindestens zweimal monatlich, im späteren Verlauf etwa viermal jährlich biopsiert. Einige Zentren führen Biopsien nur noch bei Zeichen einer Abstoßungsreaktion durch. Wird eine akute Abstoßungsreaktion nachgewiesen, muss mit hochdosierten Steroiden, oder alternativ mit antilymphozytären Antikörpern, therapiert werden.
Aufgrund der Immunsuppression unterliegt der Patient einem erhöhten Infektionsrisiko. Ein striktes Monitoring der Infektionsparameter ist indiziert. Unmittelbar postoperativ empfiehlt sich eine antibiotische Prophylaxe. Bei transplantierten Patienten findet man auch exotische Infektionen durch Pilze, Cytomegalievirus und *Pneumocystis jirovecii.* Eine Prophylaxe mit Cotrimoxazol, Posaconazol und Ganciclovir kann erwogen werden.

> Die akute Abstoßungsreaktion ist nur mit Steroiden oder antilymphozytären Antikörpern abfangbar.

Outcome

Die 5-Jahres-Überlebensrate nach Herztransplantation beträgt 75 %. Nach 10 Jahren leben noch 50 % der Patienten. Transplantierte Kinder leben unwesentlich länger.
Das Risiko für perioperative Komplikationen liegt bei 10 %. Die perioperative Letaliät liegt noch tiefer. Das postoperative Ergebnis ist v. a. von der Grunderkrankung abhängig. Extrakardiale Organschäden können mittels Herztransplantation nicht behoben werden. Ebenfalls wird das Risiko eines Graftversagens durch die folgenden Faktoren erhöht:

- lange Ischämiezeit des Spenderorgans
- hoher pulmonaler Gefäßwiderstand
- hohes Alter von Spender und Empfänger

Etwa 90 % der Patienten nach Herztransplantation geben eine uneingeschränkte Leistungsfähigkeit an. Mit längeren postoperativen Klinikaufenthalten ist bei 20 % der Patienten zu rechnen. Hier sind in 50 % Infektionen ursächlich. Nach dem ersten postoperativen Jahr sinkt die Wahrscheinlichkeit einer Abstoßung von 50 % auf 10 %.
Die größten postoperativen Schwierigkeiten haben die Patienten durch die immunsuppressive Therapie. Die Nebenwirkungen sind schwer zu kalkulieren. Neben der erhöhten Infektionsgefahr können sämtliche internistische Erkrankungen auftreten. Typische Begleiterscheinungen von immunsupprimierten Patienten sind: Adipositas, Hypertonie, Gefäßerkrankungen, Fettstoffwechselstörungen, Lymphome, Hauttumore und Erkrankungen der Niere. Viele Zentren verzichten mittlerweile auf Azathioprin. Dadurch ist die Hautkrebsrate gesunken. Das Lymphomrisiko ist jedoch mit 15 % weiterhin hoch.
Die Patienten versterben meist im Langzeitverlauf an einer Transplantat-Vaskulopathie. Diese ist das Resultat einer chronischen Abstoßungsreaktion.

- Die häufigsten zur Herztransplantation führenden Erkrankungen sind die ischämische Kardiomyopathie und die dilative Kardiomyopathie.
- Aufgrund des Organmangels werden vornehmlich HU-gelistete Patienten transplantiert.
- Die Zeit bis zur Transplantation wird häufig durch ein Assist Device überbrückt.
- Standardverfahren ist die Operation nach Lower und Shumway.
- Abstoßungen des Organs sind jederzeit möglich. Das Risiko sinkt jedoch mit der Zeit.
- Im Langzeitverlauf sterben die Patienten zumeist an einer Transplantat-Vaskulopathie. Sie ist Folge einer chronischen Abstoßungsreaktion.

ZUSAMMENFASSUNG

Perikarditis

Ätiologie

Bei der Perikarditis handelt es sich um eine multikausale Entzündung des Herzbeutels. Sie kann infektiös, bestrahlungsinduziert, posttraumatisch, iatrogen, paraneoplastisch, durch vom Immunsystem ausgelöste Entzündungen (z. B. systemischer Lupus erythematodes), durch Hypothyreose und dialyseassoziiertes Nierenversagen begründet sein sowie nach Myokardinfarkt (Pericarditis epistenocardiaca) und Herzoperationen (Dressler-Syndrom) auftreten.

Klinik und Therapie

Es zeigen sich ubiquitäre EKG-Veränderungen sowie ST-Hebungen ohne reziproke Senkungen. Pathognomonisch ist ein systolisch-diastolisches Perikardreiben, das klingt wie „Schritte im trockenen Schnee". Bei Enzymerhöhung findet sich eine begleitende Myokarditis, ein Pulsus paradoxus bei begleitendem Perikarderguss.
Sie heilt i. d. R. unter konservativer medikamentöser Therapie und körperlicher Schonung ab. Eine herzchirurgische Intervention ist im Gegensatz zur Pericarditis constrictiva meist nicht gegeben.

Panzerherz (Pericarditis constrictiva)

Bei der Pericarditis constrictiva handelt es sich um eine fibrinös oder serofibrinöse Verdickung und Verschwartung von Epikard und Perikard, die auch mit Kalkspangen vergesellschaftet sein kann.

Ätiologie und Pathophysiologie

Die Ursachen sind meist unklar, so sind ca. 75 % idiopathisch, 10–15 % treten infolge einer akuten Perikarditis auf, ca. 3 % sind tuberkulöse Perikarditen, 1–4 % treten nach Herzoperationen auf.
Die Hämodynamik ist gekennzeichnet durch eine diastolische Füllungsbehinderung bei erhaltener systolischer Funktion.

Klinik

Die klinischen Zeichen entstehen aus der primären Rechtsherzinsuffizienz und ähneln dem Bild einer Herzbeuteltamponade mit Ödemen, gelegentlich auskultatorischem Perikardreiben, stauungsbedingter Hepatomegalie mit Aszites und Leberfunktionsstörungen, Pleuraergüssen, Halsvenenstauung, positivem hepatojugulärem Reflux, Gastroenteropathie und nephrothischem Syndrom.

Diagnostik

Im EKG finden sich häufig eine Niedervoltage und atypische Erregungsrückbildungsstörungen. Vorhofflimmern tritt in ca. 30 % d. F. auf. Im Röntgen-Thorax findet sich ein rechtsvergrößertes Herz, häufig sind perikarditische Kalkschwielen sichtbar (► Abb. 17.1). Echokardiografisch zeigt sich eine eingeschränkte diastolische bei erhaltener systolischer Funktion. In der Herzkatheter-Untersuchung zeigt sich ein charakteristisches „Dip-Plateau"-Phänomen mit diastolischem Abfall in der Vorhofdruckkurve bei inspiratorischem Anstieg des Venendrucks. Die Drücke im rechten und linken Ventrikel, Mitteldrücke in den Vorhöfen, den Hohl- und Pulmonalvenen gleichen sich fast an („equalization of pressures").

Operationstechnik

Die Indikation zur operativen Therapie ist mit Auftreten von Symptomen der Herzinsuffizienz gestellt. Das chirurgische Vorgehen besteht zum Großteil in der Befreiung des rechten Herzens (ggf. auch des linken Ventrikels) von Perikardschwielen bzw.

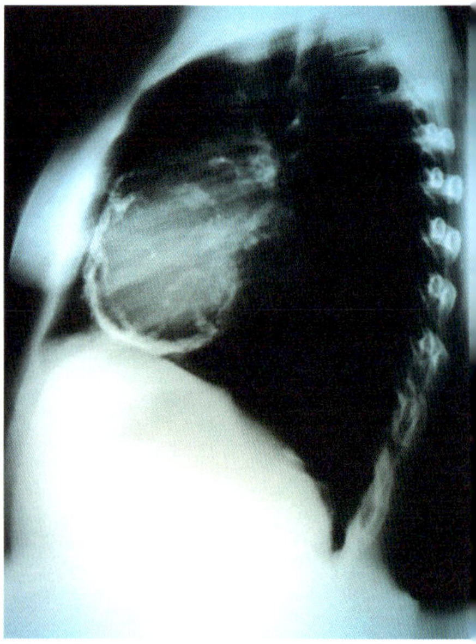

Abb. 17.1: Das seitliche Röntgen-Thorax zeigt Kalkspangen bei Pericarditis constrictiva. [6]

Verkalkungen. In der Mehrzahl kann dies ohne Einsatz der Herz-Lungen-Maschine erfolgen, bei schweren ausgedehnten Verkalkung oder hämodynamischer Instabilität ist mitunter die Verwendung dieser erforderlich. Nach Eröffnen des Perikards wird die entsprechende Schicht zwischen Peri- und Epikard scharf mit Messer und Schere oder mit Elektrokauter präpariert und das Herz entsprechend (im Idealfall von N. phrenicus zu N. phrenicus) befreit. Nicht selten ist eine komplette Dekortikation nicht möglich.

Komplikationen

Myokardverletzung, postoperative Dilatation des rechten Ventrikels nach Entlastung mit konsekutivem Rechtsherzversagen und Katecholaminpflichtigkeit. Die perioperative Mortalität beträgt 5–8 %.

- Bei der Perikarditis handelt es sich um eine multikausale Entzündung des Herzbeutels, die Therapie ist i. d. R. konservativ.
- Bei der Pericarditis constrictiva handelt es sich um eine meist idiopathische Verdickung und Verschwartung von Epikard und Perikard, die auch mit Kalkspangen vergesellschaftet sein kann.
- Aufgrund der diastolischen Füllungsbehinderung zeigt die Pericarditis constrictiva Zeichen der Rechtsherzinsuffizienz bei gut erhaltener systolischer Funktion.
- Die Operationsindikation hängt vom klinischen Schweregrad der Rechtsherzinsuffizienz ab, das Prozedere besteht in der Entfernung der Schwarten oder Kalkspangen und kann meist ohne extrakorporale Zirkulation durchgeführt werden

ZUSAMMENFASSUNG

Pathologisch und klinisch unterscheidet man Pseudotumore (z. B. Thromben) und Heterotopien (Teratom, ektopes Schilddrüsengewebe) von primären und metastatischen Tumoren des Herzens.

Raumforderungen des Perikards

Tumore im Bereich des Perikards sind sehr selten und können in ihrer Entität als benigne (häufiger) und maligne erscheinen. An **benignen Raumforderungen** kommen vor: Perikardzysten (angeboren oder erworben), Divertikel (angeboren oder erworben), Fibrome, Angiome, Teratome und Lipome. **Maligne Tumore** des Perikards sind: Mesotheliome (häufigster primärer), Sarkome, Endotheliome, primäre Karzinome, sekundäre Perikardtumore (meist Metastasen) und maligne Neoplasien des Mediastinums, die das Perikard sekundär infiltrieren (z. B. Mamma-, Bronchialkarzinom, Melanom, Lymphom).

Klinik

Bei benignen Tumoren bleiben die Patienten meist asymptomatisch, selten kann es zu Dyspnoe, Rhythmusstörungen, Heiserkeit (N. recurrens) und Dysphagie auf dem Boden der Raumforderung kommen.
Maligne Tumore bieten oft typische paraneoplastische Symptome, nicht selten mit begleitendem hämorrhagischem Perikarderguss.

Diagnostik

Mediastinale Raumforderungen sind häufig bereits in der Röntgen-Thorax-Übersichtsaufnahme sichtbar und werden mittels CT und MRT präzisiert. Die Gefäßversorgung der Tumore kann mittels Angiografie dargestellt werden.

Therapie

Benigne Tumore werden je nach Größe bzw. Symptomatik operativ entfernt, bei malignen handelt es sich meist um ein chirurgisch palliatives Vorgehen. Mittels Mediastinoskopie werden Tumore im mittleren Mediastinum entfernt.

Raumforderungen des Herzens

Benigne Raumforderungen sind im Herzen dreimal häufiger als maligne anzutreffen. Myxome und Fibroelastome stellen die häufigsten benignen Tumore des Herzens dar. Fibroelastome treten meist an Herzklappengewebe auf, bleiben in der Mehrzahl aber symptomlos bzw. werden durch embolische Ereignisse klinisch fassbar. Myxome haben ihren Ursprung meist am Vorhofseptum und sind im linken Atrium, nur selten in einer der anderen drei Herzhöhlen lokalisiert (▸ Abb. 18.1). Ihre Größe überschreitet vielfach die der Fibroelastome und sie weisen eine häufige Embolierate auf. Bei ausgedehnter Größe können Myxome durch Prolabierung in das Mitralostium oder den rechten Ventrikel hämodynamische Symptome hervorrufen. Je nach Lokalisation sind Embolien oder Herzrhythmusstörungen möglich. Rechtskardiale Myxome weisen eine sehr gute Prognose auf, im linken Herzen lokalisierte zeigen ein hohes Risiko für zerebrale und periphere Embolien. Rezidive nach vollständiger Stiel-Exstirpation sind selten.
Der häufigste primäre Herztumor im Kindesalter ist das Rhabdomyom, das oftmals mit der tuberösen Sklerose assoziiert und in seiner Entität als benigne anzusehen ist. Es handelt sich meistens um mehrere kleine subendokardial liegende Raumforderungen in der Nähe der AV-Klappen.
Metastasen, also sekundäre Tumore, finden sich erheblich häufiger als primäre und sind meistens in der linken Ventrikelwand lokalisiert. Sie sind oftmals Befunde im Endstadium des malignen Melanoms, des Bronchialkarzinoms, des Mammakarzinoms und maligner Lymphome.

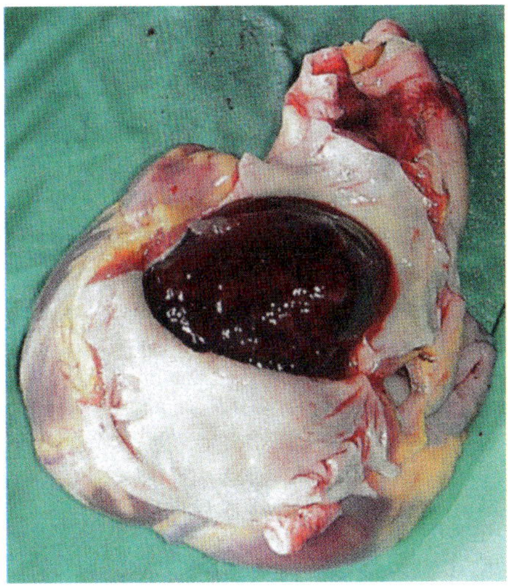

Abb. 18.1: Vorhofmyxom des Herzens, das häufig durch einen schmalen Stil mit dem Endokard verbunden ist und durch seine Beweglichkeit die Klappenebene verlegen kann. [19]

Diagnostik

In der Mehrzahl reicht die transthorakale Echokardiografie aus.

- Die häufigsten intrakardialen Tumore sind im linken Vorhof lokalisierte Myxome und Fibroelastome am Herzklappengewebe, deren Hauptkomplikation in embolischen Ereignissen besteht.
- Die Therapie besteht in der chirurgischen Exzision mit Herz-Lungen-Maschine, das Operationsrisiko ist niedrig.

ZUSAMMENFASSUNG

Pacemaker (PM)

Pacemaker ist der englische Begriff für Herzschrittmacher. Er beschreibt dessen Aufgabe und Indikation. Pacemaker finden v. a. Einsatz in der Therapie von bradykarden Rhythmusstörungen.

Operationsindikationen

Eine permanente und symptomatische Bradykardie gilt als Operationsindikation. Eine prognostische Indikation, je nach Grunderkrankung, ist ebenfalls möglich. Eine asymptomatische Bradykardie ist keine Indikation zur Operation.

> Die **Schrittmacherimplantation** ist eine Operation. Die Indikation muss streng gestellt werden.

Ob die Indikation zur Operation gegeben ist, ergibt sich aus der zu erwartenden Effektivität. Man unterscheidet drei Indikationsklassen:

- Klasse I: Effektivität erwiesen
- Klasse II: Effektivität wahrscheinlich
- Klasse III: Effektivität vermutet

Die folgenden Befunde werden den Klassen zugeordnet. Die Zuordnung hängt v. a. davon ab, ob der Patient symptomatisch ist oder nicht. Nicht selten wird die Indikation erst gestellt, wenn die Befunde in Kombination auftreten:

- Schenkelblock: bi- oder trifaszikulär
- Herzinsuffizienz ab NYHA-II
- Myokardinfarkt mit Blockbild
- bradykardes Vorhofflimmern
- paroxysmale atriale Tachykardie
- AV-Knoten-Erkrankungen ab AV-Block Grad I
- hyperaktiver Karotissinus-Reflex
- vasovagale Synkope
- kardiochirurgischer Eingriff mit postoperativer Bradykardie
- hypertrophe Kardiomyopathie mit dynamischer Obstruktion
- durch eine Bradykardie bedingte Torsade-de-pointes-Tachykardie
- Schlafapnoe-Syndrom
- Long-QT-Syndrom

Kontraindikationen

Nach einer PM-Implantation ist die V. subclavia häufig thrombosiert. Dies ist als relative Kontraindikation zu verstehen. Hier muss zur neuen Implantation auf die dominante Seite ausgewichen werden.
Auch mechanische Trikuspidalklappenprothesen stellen für die PM-Elektroden einen Verschluss dar. Eine Trikuspidalklappeninsuffizienz gilt als relative Kontraindikation. Das Pendelvolumen über der Klappe erhöht das Risiko einer Elektrodenwanderung.

NBG-Code

Der NBG-Code, früher auch NASPE/BPEG-Generic-Pacemaker-Code (North American Society of Pacing and Electrophysiology/British Pacing and Electrophysiology Group) genannt, dient der funktionellen Beschreibung des Schrittmachers. Das jeweilige Modell kann über seine fünf Buchstaben identifiziert werden. Die Angabe der ersten drei Buchstaben ist zumeist ausreichend:

- 1. Stelle (Lage der Stimulationselektrode): A = Atrium, V = Ventrikel, D = Dual (A + V), S = Schrittmacher noch nicht implantiert, 0 = keine Stimulation
- 2. Stelle (Lage der Detektionselektrode): A = Atrium, V = Ventrikel, D = Dual (A + V), S = Einkammerdetektion, 0 = keine Detektion
- 3. Stelle (Betriebsart des Pacemakers): I = PM ist bei eigener Herzaktion inhibiert, T = Signal wird im Vorhof detektiert → Trigger für eine Impulsabgabe im Ventrikel, D = Dual (getriggert und inhibiert)
- 4. Stelle (seit der NBG-Einführung 2002 überholt; die Funktionen werden mittlerweile vorausgesetzt): Programmierbarkeit, Datentelemetrie, Frequenzadaptation
- 5. Stelle (Multislice-Stimulation): A/V = Mehrstellen-Stimulation im Atrium und Ventrikel, 0 = keine Multislice-Funktion

Ein funktionierender Vorhof wird in die PM-Implantation mit einbezogen. So sind die weitverbreitetsten Modelle AAI (1-„Kammer“-PM) und DDD (2-„Kammer“-PM) (▶ Abb. 14.1). Der DDD ist der physiologischen Herzaktion nachempfunden. Er vereinigt die Funktionen von VVI, AAI und VAT. Der rechte Vorhof hat eine einstellbare Zeitspanne lang Zeit, ein Signal abzugeben. Wird in dieser Zeit kein Signal detektiert, stimuliert der DDD den Vorhof.
Ebenfalls ist das AV-Intervall modifizierbar. Dieses lässt dem AV-Knoten Zeit, auf den Ventrikel überzuleiten. Der DDD detektiert ein Signal im Vorhof. Anschließend lässt er das Zeitintervall verstreichen. Bleibt dabei die Signaldetektion im Ventrikel aus, stimuliert der DDD den Ventrikel. Detektierte Signale in einer „Kammer“ (Vorhof oder Ventrikel!) führen zur Unterdrückung der Impulsgebung in eben dieser „Kammer“. Moderne Geräte haben die Möglichkeit, beispielsweise von DDD auf VVI zu transformieren. Somit vereinen sie die Vorteile von Ein- und Zwei-Kammer-Schrittmacher. Dieser Automatismus ist bei Vorhoftachykardien hilfreich.

Operationstechnik

Die Implantation erfolgt bevorzugt auf der nichtdominanten Seite unter Röntgenkontrolle. Der Patient erhält i. d. R. eine Lokalanästhesie. Nach Eröffnung des Sulcus deltoideopectoralis wird eine Schrittmachertasche präpariert. Der Zugang zur V. subclavia erfolgt über Punktion und in Seldinger-Technik. Die Ventrikelelektrode wird in Richtung der A. pulmonalis vorgeschoben und nach Rückzug in der „Herzspitze“ platziert. Ein Anker am distalen Ende der Elektrode sichert die Position. Dabei muss auf die ausreichende Länge der Elektrode sowie deren reibungsfreie Passage durch die Trikuspidalklappe geachtet werden. Die Vorhofsonde wird mit einer Schraubelektrode in der Vorhofwand fixiert. Der Impulsgeber wird, nach Konnektion mit den Sonden, bei sehr schlanken Patienten submuskulär, sonst subfaszial oder subkutan platziert.

Spezielle Komplikationen

Typische Komplikationen sind Sondendislokationen und Sondenbrüche, die operativ revidiert werden müssen. Die Venenpunktion bedingt das Risiko eines iatrogenen Pneumothorax.
Selten dreht sich der Impulsgeber in der präparierten Tasche. Dies kann folgenlos bleiben. Neben Schrittmachertascheninfektionen können zudem bakterielle Infektionen mit Vegetationen an den Sonden auftreten. Selbst nach einer erfolgreichen Antiobiotikatherapie können diese persisitieren. Gelingt die Entfernung durch Rückzug nicht, müssen die konglutinierten Elektroden über eine Sternomtomie und unter Einsatz der Herz-Lungen-Maschine entfernt werden.

Implantierbarer Kardioverter-Defibrillator (ICD)

Die Domäne des ICD sind Rhythmusstörungen, die zu Kammerflimmern führen können. Der ICD führt bei Kammerflimmern eine interne Kardioversion durch. Er soll dem plötzlichen Herztod vorbeugen.

Operationsindikationen

Der ICD soll dem plötzlichen Herztod vorbeugen. Mögliche Befunde die zur ICD-Implantation führen sind:

- ventrikuläre Tachykardie (→ Kammerflimmern, Herzkreislaufstillstand)
- Synkopen unklarer Genese mit induzierbarer ventrikulärer Tachykardie (→ Kammerflimmern)
- plötzlicher Herztod in der Familie mit diagnostizierter hypertropher Kardiomyopathie, Long-QT-Syndrom, oder Brugada-Syndrom

Operationstechnik

Die Implantation erfolgt bevorzugt am nichtdominanten Arm, in Intubationsnarkose und unter Röntgenkontrolle. Der Operationssitus entspricht dem der Pacemaker-Implantation. Die Elektrode mit Defibrillatorpotenzial wird in Richtung „Herzspitze" im rechten Ventrikel platziert. Häufig wird ein DDD-ICD-Kombinationsgerät implantiert. Die Vorhofsonde wird wie oben beschrieben implantiert. Für das Aggregat wird eine Tasche unter dem M. pectoralis major präpariert. Schließlich wird die Reizschwelle eingestellt. Hierzu wird die tachykarde Rhythmusstörung herbeigeführt und die Kardioversion mittels Telemetrie getestet.

Spezielle Komplikationen

Funktioniert die Testung nicht, kann keine Aussage über die Zuverlässigkeit des ICD getroffen werden. Dann wird durch subkutane Fingerelektroden die Defibrillationsschwelle auf ein sicheres Maß gesenkt.

Kardiochirurgie bei Vorhofflimmern (VHF)

Pathologie des Vorhofflimmerns

Ist ein Aktionspotenzial abgelaufen, sind die Myokardanteile zeitversetzt refraktär. Kreisende Erregungen um diese Zentren führen zum Vorhofflimmern. Vornehmlich ist der linke Vorhof betroffen.

Operationsindikationen und Operationstechnik

Operiert werden v. a. symptomatische, therapieresistente Patienten mit paroxysmalen atrialen Tachykardien.
Nur noch selten wird nach dem Prinzip der „Maze-Operation" verfahren: Die extrakorporale Zirkulation wird eingeleitet und das Herz stillgelegt. Es folgt ein großzügiger Schnitt vom rechten zum linken Herzohr. Linksseitig bezieht man Septum und Mitralklappenanulus in den Schnitt ein. Mittels Kryotherapie werden am Mitralklappenanulus und Sinus coronarius gezielt Traumen gesetzt. Anschließend vernäht man die Schnitte. Durch die Operation erfolgt die Isolierung der Vv. pulmonales und beider Herzohren von der Erregungsausbreitung vom Sinus- zum AV-Knoten. Der Operationserfolg liegt bei fast 100 %.
Heutzutage beschränkt man sich i. d. R. auf die gezielte Setzung von Traumen entlang der früheren Schnittführung. Hierzu bedient man sich unterschiedlicher Energien (Kryo-, Mikrowellen-, Hochfrequenzablation plus Vorhofexclusion links). Die Erfolgsrate liegt bei 70–80 %.
Das Vorhofflimmern geht i. d. R. von Foci der Vv. pulmonales aus. Daher hat sich das Prinzip der Lungenvenenisolation etabliert. Mittels Katheter oder kardiochirurgisch werden an den Pulmonalvenen kreisrund Läsionen gesetzt (von endokardial). Dadurch isoliert man die Pulmonalvenen. Der Herzchirurg hat zudem die Möglichkeit der epikardialen Ablation und der Entfernung oder Ausschaltung des linken Herzohrs. Dies dient zur Thrombenprophylaxe.

Kardiochirurgie bei ventrikulärer Tachykardie (VT)

Operationsindikationen und Operationstechniken

Operiert wird vornehmlich bei Zustand nach Myokardinfarkt. Die ischämischen Myokardanteile sind mit gesundem Myokard elektrisch gekoppelt. Sie stellen Foci für die Entstehung von Reentry-Tachykardien dar. Ist die Tachykardie therapieresistent, ist die Indikation zur Implantation eines implantierbaren kardioverten Defibrillators (ICD) gegeben.
Alternativ zum ICD wird operiert:
Die extrakorporale Zirkulation wird eingeleitet. Das Herz schlägt jedoch weiter. Dann werden Stimulationssonden und Elektroden epikardial platziert und die Tachykardie eingeleitet. So können die Foci lokalisiert werden.
Das gesunde Myokard wird durch eine geeignete Schnittführung von den Foci getrennt und so von diesen elektrisch isoliert. Anschließend wird die Inzision vernäht.
Alternativ kann, nach Eröffnung des Ventrikels, im Foci-Bereich kauterisiert oder kryoabladiert werden.
Die Operation ist zu 75 % erfolgreich. Selten stellt sich ein postoperatives Low-output-Syndrom ein.

- Bradykarde Rhythmusstörungen sind die Domäne von Pacemaker und ICD.
- Tachykarde Rhythmusstörungen sind die Domäne von Eingriffen am Erregungsleitungssystem.
- Der NBG-Code identifiziert den Pacemaker.

ZUSAMMENFASSUNG

Das Ziel minimal-invasiver Verfahren ist die Reduktion von Traumen und Risiken. Diese Techniken sind jedoch nur vertretbar, wenn sie in Effektivität und Effizienz der konventionellen Chirurgie in nichts nachstehen. Hier kann nur auf einen Bruchteil der vielen minimal-invasiven Verfahren eingegangen werden.

> Sicht verschafft Sicherheit. Im Zweifelsfall ist die komplette mediane Sternotomie alternativen Zugangswegen vorzuziehen.

OPCAB (Off Pump Coronary Artery Bypass)

Bei diesem Verfahren wird auf den Einsatz der Herz-Lungen-Maschine verzichtet. Operiert wird am schlagenden Herzen. Im angelsächsischen Raum wird jede vierte Bypassoperation ohne Herz-Lungen-Maschine durchgeführt, in Deutschland nur jede zehnte.

Operationsindikationen und -kontraindikationen

Hier gelten die Operationsindikationen und -kontraindikationen aus ▶ Kapitel 11.
Es gibt keine klaren Indikationen zur Abweichung von der konventionellen Bypassoperation. Jedoch existieren Empfehlungen zur Auswahl des operativen Verfahrens, die auf Ergebnissen der vergangenen Jahre basieren (siehe übernächster Abschnitt). Einige Zentren operieren „Hochrisikopatienten" ausschließlich nach dem OPCAB-Verfahren. Wenn sich das Herz nicht ausreichend stabilisieren lässt, ist keine suffiziente Darstellung der Gefäße möglich. Dann ist vom OPCAB-Verfahren abzusehen. Beim OPCAB-Verfahren wird die Perfusion des Myokards temporär gedrosselt. Ist das Herz stark vorgeschädigt, kann es diese Minderperfusion nicht tolerieren. Auch dann sollte konventionell operiert werden. Bei dilatativen Veränderungen oder einer Linksherzinsuffizienz ist die OPCAB-Methode möglich, jedoch nicht empfohlen.

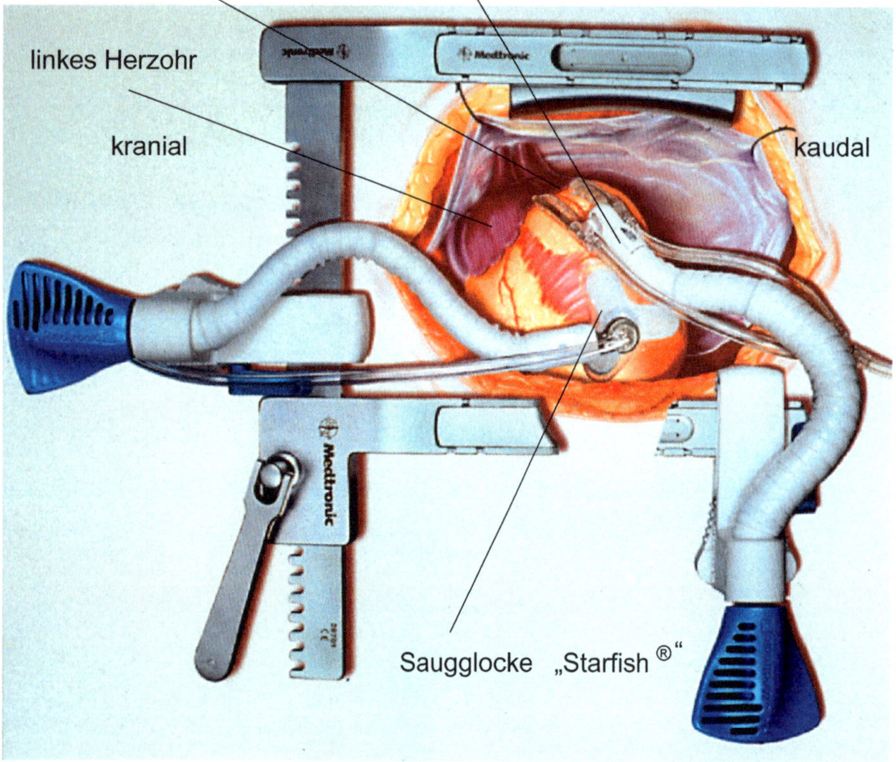

Abb. 20.1: OPCAB. Revaskularisierung des R. obtusus marginalis. Der „Octopus®" stabilisiert das Operationsfeld, der „Starfish®" das Herz. [20]

Operationstechnik

Die Technik wird anhand der Revaskularisierung des R. obtusus marginalis (Ast der A. circumflexa) erläutert (▶ Abb. 20.1). Sollen mehrere Gefäße versorgt werden, muss das Verfahren in einer bestimmten Reihenfolge durchgeführt werden. Mit dem Gefäß der größten klinischen Relevanz wird begonnen.
Der Thorax wird eröffnet. Hierbei ist die komplette mediane Sternotomie oder eine partielle oder laterale Eröffnung möglich. Dann wird das Perikard inzidiert und ektropiert an der Haut vernäht. Nun platziert man die Saugglocke des „Starfish-Heart-Positioners" an der Apex cordis. Der „**Starfish**®" luxiert das Herz aus dem Perikardbett und gibt die Sicht auf den R. obtusus marginalis frei. Der „**Octopus**®" stabilisiert mittels kleiner Saugnäpfe das Operationsfeld. Ist der R. obtusus marginalis komplett verschlossen, wird die distale Anastomose ohne weitere Maßnahmen genäht. Ist der Ast hingegen stenosiert, wird das Gefäß durch Anschlingen temporär okkludiert und ein intrakoronarer Shunt eingelegt. Dieser sichert die Blutversorgung bis zur Fertigstellung der Anastomose. Zur besseren Sicht muss Bluttrockenheit gegeben sein, die durch Sprühen eines feinen Gas-Wassergemischs („Blower") in das Zielgefäßareal erzielt werden kann. Ist eine proximale Anastomose nötig, wird die Aorta nun partiell abgeklemmt und das Graft eingenäht.

Komplikationen und Outcome

Die konventionelle arterielle Kanülierung birgt die Gefahr von Blutungen, eines iatrogenen Aneurysmas spurium und einer Dissektion. Zusätzlich können Kalkablagerungen in den großen Kreislauf gelangen. Dies kann zu Embolien führen. Patienten mit einer Porzellanaorta oder mit zerebralen Prädispositionen profitieren daher vom OPCAB-Verfahren.
In der Herz-Lungen-Maschine ist das Blut vermehrt Fremdmaterial und abnormen Scherkräften ausgesetzt. Das Immunsystem wird angeregt und setzt Zytokine wie IL-8 frei. Dies bedingt Störungen der Hämodynamik, v. a. der Mikrozirkulation. Somit kann das OPCAB-Verfahren Vorteile bezüglich von Nierenfunktion, Blutungen, Rhythmusstörungen und der Hämodynamik haben. Zudem kann durch die Off-pump-Strategie die Hospitalisationsdauer gesenkt werden.
Die Letalität ist gegenüber der konventionellen Chirurgie identisch. Gleiches gilt für

die Graftfunktion. Diesbezüglich scheinen Patienten mit einem akuten Myokardinfarkt von dem OPCAP-Verfahren zu profitieren.

MIDCAB (Minimally Invasive Direct Coronary Artery Bypass)

Mittlerweile gilt die MIDCAB-Methode in einigen Zentren als Standardverfahren zur Revaskularisierung des R. interventricularis anterior.

Operationsindikationen und -kontraindikationen

Es gelten die Indikationen und Kontraindikationen aus ▸ Kapitel 11. Das MIDCAB-Verfahren ist v. a. für die Revaskularisierung des R. interventricularis anterior indiziert. Sind Äste der Hinterwand betroffen, muss das Verfahren modifiziert werden. Bei Diabetikern und Patienten mit einer chronischen Bronchitis ist die Methode ungeeignet.

Operationstechnik

Das Verfahren wird anhand der Revaskularisierung des R. interventricularis anterior erläutert. Zur Eröffnung des Thorax wird die links-anteriore Minithorakotomie empfohlen (▸ Abb. 20.2). Hierfür wird kaudal der linken Mamma bogenförmig inzidiert. Die Operation erfolgt i. d. R. am schlagenden Herzen. Die A. thoracica interna sinistra wird präpariert und distal abgesetzt. Ein hufeisenförmiger Stabilisator stellt das Zielgefäßareal ruhig. Anschließend wird das Graft in den R. interventricularis anterior eingenäht. Sind weitere Äste der linken Koronararterie stenosiert und diese problemlos zugänglich, werden sie umgehend versorgt. Hierfür muss mitunter der Hautschnitt erweitert werden. Ebenfalls ist es möglich, zeitgleich eine kathetergestützte Revaskularisierung durchzuführen (**Hybridverfahren**). Zudem kann mittels des Katheters eine unmittelbare Erfolgskontrolle erfolgen. Hierzu wird Kontrastmittel injiziert und der Flow begutachtet. Alternativ kann die konventionelle Dopplerflussmessung zur Erfolgskontrolle herangezogen werden.

Das MIDCAB-Verfahren eignet sich bedingt zur Versorgung der rechten Koronararterie. Hier verläuft die Schnittführung und Revaskularisierung kontralateral zur Versorgung des R. interventricularis anterior. Das Prinzip ist identisch.

Mitunter müssen beide Aa. thoracicae internae präpariert werden. Dann sollte der Thorax mittels partieller unterer medianer Thorakotomie eröffnet werden. Zudem wird durch diese Schnittführung die Hinterwand zugänglich.

Müssen zentrale Anastomosen genäht werden oder soll die Herz-Lungen-Maschine zum Einsatz kommen, muss die Schnittführung ebenfalls modifiziert werden. Dann wird sie nach kranial in den dritten ICR verlagert.

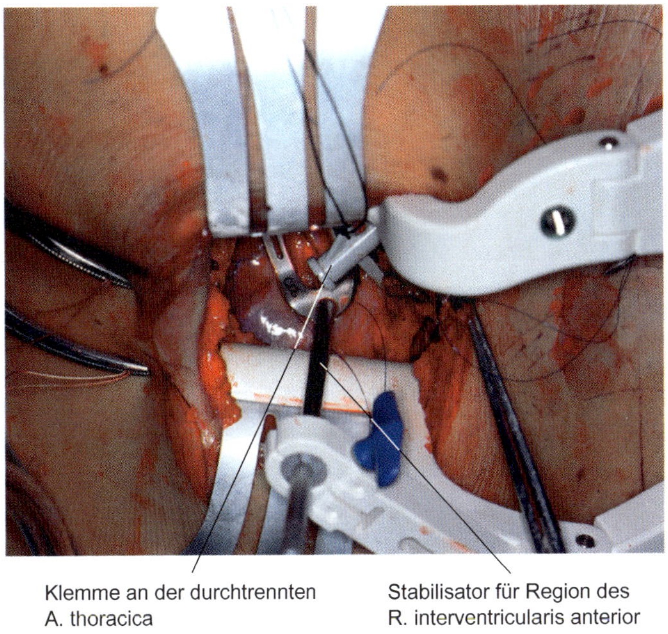

Abb. 20.2: MIDCAB. Nach links-anteriorer Minithorakotomie wird der stenosierte R. interventricularis anterior mittels der A. thoracica interna sinistra revaskularisiert. [20]

Komplikationen und Outcome

Wird auf die Herz-Lungen-Maschine verzichtet, fallen deren Komplikationen weg. ▸ Kapitel 5 und der Abschnitt zu Komplikationen und Outcome der OPCAB-Methode liefern hierzu Informationen.

Die MIDCAB-Methode konkurriert mit der Katheterintervention. Einige Autoren sehen Vorteile seitens der Operation bezüglich der postoperativen Symptomatik. Die Letalität ist bei beiden Verfahren identisch gering. Re-Eingriffe sind nach MIDCAB-Verfahren problemlos möglich. Verglichen mit der Katheterintervention sind sie seltener notwendig.

Das MIDCAB-Verfahren ist der konventionellen Operation bezüglich Hospitalisationsdauer, Schmerzen und Wundheilungsstörungen überlegen.

Die 5-Jahres-Überlebensrate liegt bei etwa 90 %. Innerhalb dieser Zeit zeigen 10 % der Patienten kardiale oder neurologische Symptome.

Minimal-invasive Graftentnahme

Operationstechnik

Sowohl die A. radialis als auch die V. saphena magna können endoskopisch präpariert werden. Durch eine ca. 3 cm lange Inzision am Handgelenk bzw. im Kniebereich wird ein Endoskop eingeführt und das Graft unter videoskopischer Sicht mit entsprechenden endoskopischen Instrumenten präpariert. Bei der minimal-invasiven Technik kann mit deutlich weniger Wundheilungsstörungen gerechnet werden.

Aortenklappenchirurgie

Unter dem Oberbegriff „**Katheterklappenimplantation**" haben sich zwei Verfahren zur Behandlung der Aortenstenose etabliert. Dabei erfolgt der Zugang zur Aortenklappe wahlweise transapikal oder transfemoral. Die Operationen verlaufen kathetergestützt, am schlagenden Herzen ohne Herz-Lungen-Maschine und Sternotomie. Mittels Angiografie und transösophagealer Echokardiografie werden die Eingriffe überwacht.

Operationsindikationen und -kontraindikationen

Bezüglich der Indikation zur Katheterklappenimplantation liegt lediglich ein grober Konsens der Zentren vor. So sind die Ver-

fahren meist Hochrisikopatienten vorbehalten.
Für die Ballondilatation muss ein Sicherheitsabstand zu den Koronarostien eingehalten werden können, ansonsten sind die Verfahren untersagt. Ebenfalls gilt eine bikuspide Aortenklappe als Kontraindikation. Liegt eine Aneurysma des linken Ventrikels vor, muss vom transapikalen Verfahren abgesehen werden. Die Femoralgefäße können zur Punktion ungeeignet sein und das transfemorale Verfahren unmöglich machen.

Operationtechnik

Transapikale Aortenklappenimplantation

Die Inzision erfolgt links, kaudal der Brust im 5.–6. ICR. Eine biologische Klappe wird auf dem Katheter platziert (Device). Diese kann über ein Ballonsystem entfaltet werden. In die Herzspitze wird eine teflonarmierte Tabaksbeutelnaht vorgelegt. Anschließend punktiert man die Herzspitze und schiebt einen Führungsdraht bis in den Aortenbogen vor. Über ihn wird nun das Device auf Höhe des Aortenanulus platziert. Gleichzeitig stimuliert ein externer Schrittmacher mit ca. 200 B/min das Herz, sodass ein künstlicher Herzstillstand herbeigeführt wird. Schließlich erfolgt die Expansion der Klappe mittels Ballon (▶ Abb. 20.3) oder die Klappe entfaltet sich von selbst (Nitinolklappen). Die Erfolgskontrolle erfolgt angiografisch und echokardiografisch.

Transfemorale Aortenklappenimplantation

Der Zugang erfolgt über die A. femoralis. Der Katheter erreicht die Klappe retrograd über den Aortenbogen. Die Klappenentfaltung erfolgt analog zum transapikalen Aortenklappenersatz.

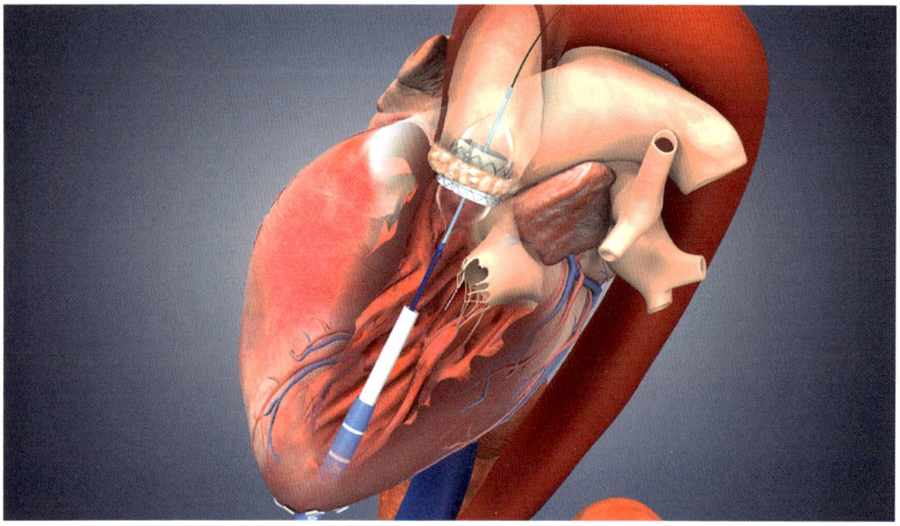

Abb. 20.3: Transapikaler Aortenklappenersatz (Gerät in der Erprobungsphase, Investigational Device). Das Device wurde auf Höhe des Aortenanulus platziert und die Klappe entfaltet (Valvuloplastie). [21]

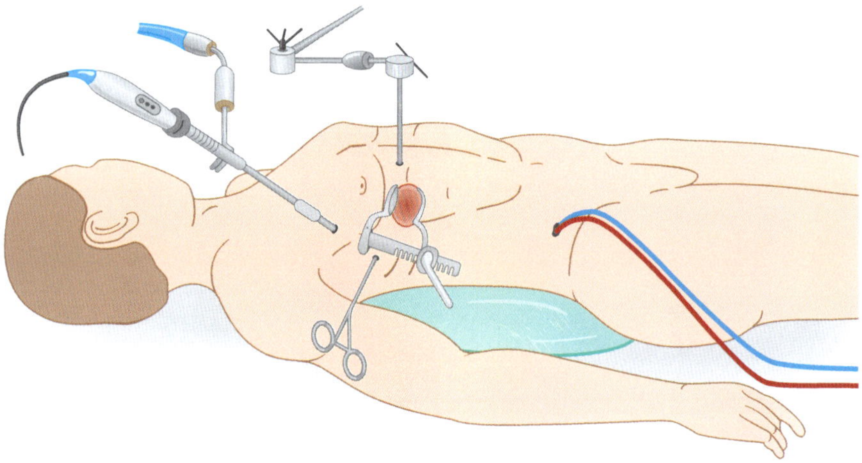

Abb. 20.4: Minimal-invasive Mitralchirurgie: Zugangswege für die chirurgischen Instrumente. Die HLM wurde an die Femoralgefäße angeschlossen. [22]

Komplikationen und Outcome

Wird auf die Herz-Lungen-Maschine verzichtet, fallen auch deren Komplikationen weg. ▶ Kapitel 5 und der Abschnitt zu Komplikationen und Outcome der OP-CAB-Methode liefern hierzu Informationen.
Durch die Punktion der A. femoralis kann es zu unkontrollierten Blutungen kommen. Selten bildet sich ein Aneurysma spurium aus. Zudem kann das Gefäß dissezieren.
Der transfemorale Aortenklappenersatz scheint vermehrt mit neurologischen Komplikationen einherzugehen.
Beim transapikalen Aortenklappenersatz kann der Führungsdraht an der Mitralklappe Traumen setzen. Das größte Problem sind unkontrollierte Blutungen an der Apex cordis.
Durch die Valvuloplastie kann der Aortenanulus in Mitleidenschaft gezogen werden. Dies kommt äußerst selten vor. Die Koronarostien können verlegt werden und zu kardialen Ischämien führen. Klappenteile können embolisieren. Einige Patienten zeigen postoperativ Rhythmusstörungen, was evtl. eine Schrittmacher-Implantation erforderlich macht.
Bei der konventionellen Chirurgie stellen Wundinfektionen im Sternumbereich erhebliche Probleme dar. Dies wird durch die perkutanen Verfahren umgangen.

Mitralklappenchirurgie

Für Ersteingriffe an der Mitralklappe hat sich die rechtsseitige anterolaterale Minithorakotomie etabliert. Der Zugang erlaubt Eingriffe an beiden Segelklappen. Nach Exposition des rechten Vorhofs sind weitere Interventionen möglich (ASD, Rhythmuschirurgie etc.).

Operationsindikationen und -kontraindikationen

Patienten mit einem elektiven Re-Eingriff und Hochrisikopatienten scheinen von der minimal-invasiven Methode zu profitieren. In der Praxis wird die Methode jedoch v. a. bei jungen Patienten mit eher niedrigem Operationsrisiko durchgeführt. Hier wird der kosmetische Vorteil des Verfahrens ausgenutzt.

Operationstechnik

Die Herz-Lungen-Maschine kann konventionell oder über die Femoralgefäße angeschlossen werden (▶ Abb. 20.4). Zunächst

wird in medio-lateraler Schnittführung, streng submammär inzidiert (rechtsseitige anterolaterale Minithorakotomie). Die Schnittlänge beträgt etwa 5 cm. Nachfolgend werden die knöchernen Strukturen dargestellt und der Thorax im vierten ICR eröffnet.
Es folgt eine Stichinzision im zweiten ICR rechts. Hier wird ein starres Licht-Video-Endoskop eingeführt, das i. d. R. mit einem Kohlenstoffdioxid-Insufflationsgerät kombiniert ist. Das Endoskop wird an einer externen Haltevorrichtung fixiert und dessen Aufnahmen werden auf externe Monitore übertragen.
Nun schließt sich eine zweite Stichinzision in der Axillarlinie im dritten ICR rechts an. Hier wird die Chitwood-Klemme zur Okklusion der Aorta eingeführt.
Anschließend präpariert man über den vierten ICR weiter bis zum Herz. Hierbei muss der N. phrenicus dexter unbedingt geschont werden. Nach Darstellung der Aorta ascendens wird diese abgeklemmt. Alternativ kann sie von endoluminal okkludiert werden. Diese Methode ist jedoch komplikationsreich und gilt in vielen Zentren als obsolet.
Schließlich erfolgt im vierten ICR parasternal rechts eine dritte Stichinzision und der Vorhofretraktor wird eingeführt. Bei Bedarf können die Vorhöfe so luxiert und optimal expositioniert werden.
Nun wird die Aorta punktiert und das Herz mittels Kardioplegie stillgelegt. Die Punktionskanüle funktioniert nachfolgend als Vent. Anschließend wird der linke Vorhof eröffnet. In bekannter Weise kann nun die eigentliche Klappenrekonstruktion bzw. der Klappenersatz erfolgen. Anschließend wird der Vorhof verschlossen, der Patient von der Herz-Lungen-Maschine entwöhnt und der Fluss über der Aorta freigegeben. Üblicherweise erfolgt die Anlage einer Thoraxdrainage. Abschließend werden die knöchernen Anteile adaptiert und die Wunden verschlossen.

> Die Eröffnung des Perikards sollte nach Möglichkeit unter direkter Sicht erfolgen. Der N. phrenicus muss unbedingt geschont werden.

Komplikationen und Outcome

Bei der Kanülierung der A./V. femoralis können Gefäße verletzt werden. Selten kommt es zur Dissektion.
Der N. phrenicus kann durchtrennt werden. Bei der Anlage des parasternalen Vorhofretraktors ist eine Verletzung der A. thoracica interna dexter möglich. Plötzlich auftretende intraoperative Blutungen machen evtl. eine komplette mediane Sternotomie erforderlich.

- Die OPCAB- und die MIDCAB-Methode bieten die Möglichkeit der Bypassoperation am schlagenden Herzen.
- Vor allem Patienten mit kritischer Hämodynamik und zerebralen Prädispositionen profitieren vom OPCAB-Verfahren.
- Die MIDCAB-Methode ist ein Standardverfahren zur alleinigen Versorgung des R. interventricularis anterior.
- Die Katheterklappenimplantation ist mittels transapikalem und transfemoralem Zugang möglich. Noch sind die Methoden Hochrisikopatienten vorbehalten.
- Die videoassistierte Mitralchirurgie stellt eine echte Alternative zur konventionellen Operation dar. Der Thorax wird nach einer submammären Inzision partiell eröffnet. Anschließend wird unter endoskopischer Kontrolle operiert.

ZUSAMMENFASSUNG

21 VENTRIKELSEPTUMDEFEKT

Ventrikelseptumdefekte (VSD) sind mit 20–30 % die häufigsten kongenitalen Herzfehler. Zu 90 % liegt ein isolierter VSD vor. Zu 10 % ist ein VSD mit anderen Herzfehlern kombiniert. Folglich sollten bei Vorliegen eines Ventrikelseptumdefekts ein offener Ductus arteriosus und eine Aortenisthmusstenose ausgeschlossen werden.

Einteilung

Die Einteilung ist variabel. Üblicherweise erfolgt sie nach Lokalisation und Hämodynamik (▶ Abb. 21.1). Das interventrikuläre Septum kann in einen hoch gelegenen membranösen und einen tief gelegenen muskulären Anteil unterteilt werden. Folglich separiert man den perimembranösen vom muskulären Ventrikelseptumdefekt. Insgesamt unterscheidet man:

- **perimembranöser VSD**: als häufigste Variante meist im Bereich der Aortenklappe und/oder der Trikuspidalklappe lokalisiert
- **muskulärer VSD**: findet sich im Bereich der Herzspitze. Er ist häufig multipel gelocht und wird daher auch als „Swiss-Cheese-VSD" bezeichnet.
- **subarterieller VSD**: liegt im infundibulären Septum, unmittelbar unterhalb der Pulmonalklappe
- **atrioventrikulärer Septumdefekt (AVSD)**: im Rahmen des AV-Kanals

Der Durchmesser des Ventrikelseptumdefekts bedingt die klinische Symptomatik. Zudem erlaubt er eine Einteilung nach der Hämodynamik. Ein VSD mit einem großen Durchmesser bezeichnet man als druckangleichenden Ventrikelseptumdefekt. Hier kommt es zu einer Druckangleichung zwischen den Ventrikeln. Bei einem kleinen Durchmesser bleibt der Druckunterschied zwischen den Ventrikeln im Wesentlichen erhalten. Folglich bezeichnet man diesen als drucktrennenden Ventrikelseptumdefekt.

Klinik

Die Symptomatik hängt von der Hämodynamik ab. Bei einem druckangleichenden Ventrikelseptumdefekt liegt ein großer Links-rechts-Shunt vor. Dies führt zu einer abnormen Füllung des rechten Ventrikels. Zum einen übersteigt das Volumen die Auswurfleistung des Ventrikels und es stellt sich eine Rechtsherzinsuffizienz ein. Zum anderen bedingt das vermehrte Volumen eine Lungenüberperfusion. In dessen Folge nimmt durch die physiologische Gegenregulation der Lungengefäße der Gefäßdurchmesser ab. Dies resultiert in einem steigenden pulmonalen Widerstand. Das Blut staut sich in das rechte Herz zurück und potenziert die Rechtsherzinsuffizienz. Innerhalb des rechten Ventrikels kommt es durch den Volumenrückstau zur Umkehr der Shunt-Verhältnisse. Ein Rechts-links-Shunt bildet sich aus (**Eisenmenger-Reaktion**).
Somit kann ein Ventrikelseptumdefekt kann asymptomatisch sein (drucktrennender VSD) oder alle Zeichen einer Herzinsuffizienz aufzeigen (druckangleichenden VSD). In jedem Fall sind pulmonale Infekte häufig.

Diagnostik

Ein Ventrikelseptumdefekt äußert sich auskultatorisch als Sytolikum mit Punctum maximum über dem 3.–4. ICR links. Ein typisches Pressstrahlgeräusch ist hörbar. Ein präkordiales Schwirren ist tastbar. Dabei gilt: Der Auskulationsbefund nimmt mit dem Durchmesser des Ventrikelseptumdefekt ab. Die Echokardiografie sichert die Diagnose. Die Angiografie ist zur Therapieentscheidung notwendig. Zudem liegen ihre Vorteile in einer möglichen Intervention mittels Occluder-Verschluss und in der sicheren Diagnostik begleitender Anomalien.

Operationindikationen und -kontraindikationen

Ein kleiner Ventrikelseptumdefekt kann i. d. R. katheterinterventionell verschlossen werden. Goldstandard ist dennoch die Operation.

Großer Defekt Qp [Pulmonary Flow]/Qs [Systemic Flow]: ↑.
Hier gilt: Ein Zuwarten auf Spontanverschluss ist beim muskulären und perimembranösen Ventrikelseptumdefekt in den ersten Lebenswochen legitim. Bis zum vollendeten 5. Lebensmonat wird bei folgenden Werten operiert:

- Qp (Pulmonary Flow)/Qs (Systemic Flow): 1,5–2

oder

- PA-Druck (PAP) > 0,5 × systemischer Druck

Kleiner Defekt Qp [Pulmonary Flow]/Qs [Systemic Flow]: ↓.
Hier gilt: Ein Zuwarten auf Spontanverschluss ist beim muskulären und perimembranösen Ventrikelseptumdefekt in den ersten 3 Lebensjahren legitim. Bei Persistenz werden diese Kinder bis zum Vorschulalter operiert.

AV-Kanal-Ventrikelseptumdefekt (AVSD) Bis zum 6. Lebensmonat wird operiert.

Qp/Qs < 0,5 Es wird nicht operiert. Der pulmonale Widerstand gilt dann als fixiert. Würde man diesen Ventrikelseptumdefekt verschließen, entfiele dem Ventrikel der Rechts-links-Shunt als Ventil. Es käme zu einer massiven Exazerbation der Rechtsherzinsuffizienz, die letal wäre.

Qp/Qs < 0,5 Es verbleiben nur die Herz-Lungen-Transplantation oder der Verschluss des Ventrikelseptumdefekt im Rahmen einer Lungentransplantation als mögliche Therapien.

Generell gilt: Bei Komplikationen, massiver Exazerbation der Herzinsuffizienz oder progredienter Aorteninsuffizienz wird unmittelbar operiert.

> Bei fixiertem pulmonalem Hypertonus ist der operative Verschluss des Ventrikelseptumdefekt kontraindiziert.

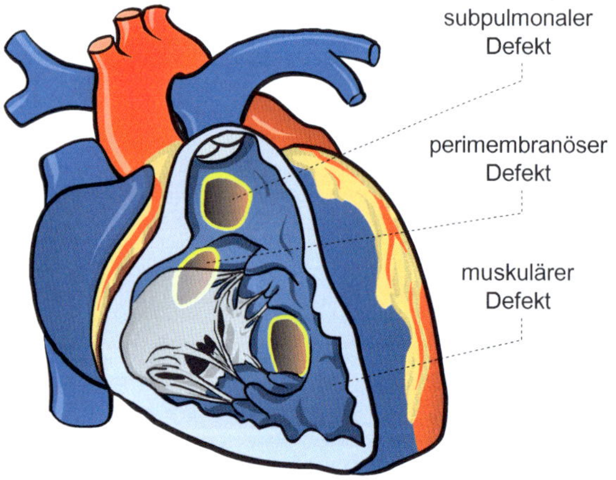

Abb. 21.1: Drei Varianten des Ventrikelseptumdefekts. Die Vorderwand des rechten Ventrikels fehlt. [23]

Operationstechnik
Eine Endokarditisprophylaxe ist indiziert. Die beiden Hohlvenen werden angeschlungen und separat kanüliert. Die extrakorporale Zirkulation wird eingeleitet. Ein ggf. offener Ductus arteriosus wird ligiert. So wird verhindert, dass Blut aus der arteriellen Kanüle über die Aorta, den Ductus arteriosus und die A. pulmonalis in das rechte Herz gelangt und die Sicht behindert. Zudem sinkt bei offenem Ductus der Perfusionsdruck der Herz-Lungen-Maschine.
Der Ventrikelseptumdefekt kann transatrial, transventrikulär oder transarteriell über die Aorta oder Pulmonalarterie verschlossen werden.

Verschluss des perimembranösen VSD
Der rechte Vorhof wird eröffnet. Die Trikuspidalklappe wird aus dem Operationsfeld gehalten. Mitunter ist es hierfür nötig, einzelne Segel und Sehnenfäden temporär abzusetzen. Zur Darstellung der Aortenklappe kann kardioplege Lösung in die Aortenwurzel injiziert werden. Somit sinkt das Risiko, die Klappe zu verletzen. Kleine Defekte werden direkt vernäht und große mit einem Flicken verschlossen. Hierzu werden, vorzugsweise mittels Einzelknopfnaht, nichtresorbierbare Fäden im 3 mm Abstand zum Ventrikelseptumdefekt vorgelegt. Nachfolgend wird ein Dacron-Velour-Flicken als Patch eingeknotet. Vor dem Verschluss des Vorhofs werden die Trikuspidalsegel repositioniert.

Verschluss des muskulären Ventrikelseptumdefekts
Liegt der VSD basal im Septum, erfolgt die Operation wie beim perimembranösen Ventrikelseptumdefekt.
Bei einem VSD im Bereich der Herzspitze kann eine paraseptale Inzision im Bereich der Spitze des rechten Ventrikels notwendig werden. Ähnliches gilt für eine Rechtsherzhypertrophie, beispielsweise im Rahmen einer Fallot-Tetralogie. Hier muss die Schnittführung ebenfalls modifiziert und ggf. der rechte Ventrikel eröffnet werden. Anschließend kann der Patch in bekannter Weise eingenäht werden.

Verschluss des subarteriellen Ventrikelseptumdefekts
Der Zugang zum Defekt erfolgt über den rechten Vorhof oder die großen Arterien. Zur Darstellung der Aortenklappe kann kardioplege Lösung in die Aortenwurzel injiziert werden. Beim Einnähen des Flickens hält das basale Septum oftmals dem Zug der Fäden nicht stand. Dann kann die Pulmonalklappe basal in die Naht mit einbezogen werden.

Palliation
Es gibt die Möglichkeit, Neugeborene mit multiplem muskulären Ventrikelseptumdefekt und begleitenden Komplikationen palliativ zu operieren. Hierbei wird, wenige Zentimeter distal der Pulmonalklappe, die A. pulmonalis angeschlungen und die Perfusion über dem Gefäß gedrosselt sowie der Druck distal der Kompression gesenkt (► Abb. 21.2).

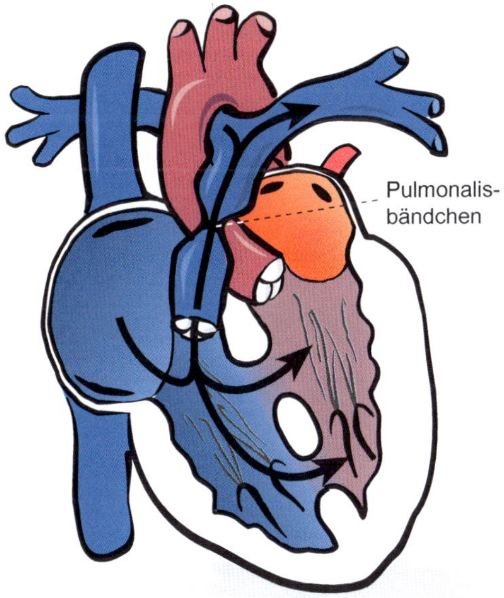

Abb. 21.2: Pulmonalis-Banding. Palliativer Eingriff bei multiplem Ventrikelseptumdefekt. [23]

Komplikationen
Postoperativ sind Störungen des Reizleitungssystems möglich. Dabei ist ein AV-Block Grad III zwar selten, kann aber eine Schrittmacherimplantation notwendig machen.
Bei einigen Operationsverfahren können Herzklappen verletzt werden. Dennoch sind postoperative Klappenvitien selten. Ebenfalls selten ist ein erneut auftretender Defekt.

Outcome
Im Kollektiv ist die Operation zu 96 % komplikationslos und erfolgreich. Werden große Defekte frühzeitig operiert, sind die Gefäßveränderungen der Lungenstrombahn reversibel.

- 20–30 % aller angeborenen Herzfehler sind Ventrikelseptumdefekte.
- Der perimembranöse Ventrikelseptumdefekt ist die häufigste Variante.
- Goldstandard ist der operative Verschluss mittels Dacron-Patch.
- Große Defekte führen unbehandelt zur Eisenmenger-Reaktion (Shunt-Umkehr).
- Ein kleiner Defekt neigt zum Spontanverschluss.

ZUSAMMENFASSUNG

Vorhofseptumdefekte (ASD) sind mit 10 % die zweithäufigsten kongenitalen Herzfehler. Es liegt ein Links-rechts-Shunt vor. Ein Vorhofseptumdefekt kann lange Zeit asymptomatisch verlaufen.

Einteilung

Beim Embryo wachsen das Septum primum und Septum secundum zusammen. Dabei entsteht das Foramen ovale. Postnatal wird dieses durch die Umkehr der Hämodynamik verschlossen. Die Einteilung der Ventrikelseptumdefekte erfolgt nach der Lokalisation:

Septum-secundum-Defekt (Ostium-secundum-Defekt) Die häufigste Variante (85 %) liegt inmitten des atrialen Septums.
Sinus-venosus-Defekt Diese zweithäufigste Variante liegt in unmittelbarer Nähe der V. cava superior (selten V. cava inferior), im medio-dorsalen Raum des rechten Vorhofs. Hier interagieren die Vorhöfe miteinander. Somit liegt der Shunt extraseptal. Der Sinus-venosus-Defekt ist i. d. R. mit einer Lungenvenenfehlmündung kombiniert. Dann münden die Vv. pulmonales dextrae in den rechten Vorhof.
Septum-primum-Defekt (Ostium-primum-Defekt) Der Defekt unweit der AV-Klappen ist häufig mit Missbildungen der Endokardkissen kombiniert. Dadurch sind ggf. auch die Atrioventrikularklappen missgebildet. Der Links-rechts-Shunt kann sich bis in die Ventrikelebene ausbreiten. Dann spricht man vom partiellen oder kompletten AV-Kanal oder der Kombination aus Vorhofseptum- und Ventrikelseptumdefekt.
Offenes Foramen ovale Auch dieses wird zu den Vorhofseptumdefekten gerechnet. Aufgrund seiner Häufigkeit gilt es jedoch als Normvariante. Bei 10 % der Erwachsenen wird es als Zufallsbefund diagnostiziert.

Klinik

Je nach Ausmaß bleibt ein Vorhofseptumdefekt lange Zeit asymptomatisch. Symptomatisch wird v. a. die Kombination mit einer Lungenvenenfehlmündung. Diese führt zur Volumenbelastung des rechten Herzens und bedingt eine relative Pulmonalstenose und eine Rechtsherzinsuffizienz. Die Kinder fallen durch eine verminderte körperliche Leistungsfähigkeit auf.
Bei jeder Variante des Vorhofseptumdefekts kann es zu neurologischen Anfällen im Rahmen einer paradoxen Embolie kommen. Typischerweise wird so ein offenes Foramen ovale auffällig. Zumeist gehen Tachykardien voraus.

Diagnostik

Ein Vorhofseptumdefekt äußert sich auskultatorisch als Systolikum mit Punctum maximum über dem zweiten ICR links. Hier imponiert das Geräusch der relativen Pulmonalstenose. Zudem ist der zweite Herzton gespalten. Das EKG zeigt einen Rechtslagetyp. Der Ultraschall erlaubt eine Aussage über die Größe des Defekts. Die Doppler-Echokardiografie zeigt die Shunt-Verhältnisse. Die Angiografie erlaubt die Intervention durch einen Occluder-Verschluss.

Operationsindikationen und -kontraindikationen

Aufgrund der Weiterentwicklung der Katheterintervention ist die Indikation zur Operation streng zu stellen. Der Katheter gilt als Goldstandardtherapie beim unkomplizierten Vorhofseptumdefekt. Ein Spontanverschluss ist selten. Ein persistierender Vorhofseptumdefekt sollte in jedem Fall bis zum 6. Lebensjahr verschlossen werden.
Als vorzeitige Indikationen zur Operation gelten:

- Sauerstoffsättigungsunterschied über der Trikuspidalklappe > 5 %
oder
- Qp (Pulmonary Flow)/Qs (Systemic Flow) > 1,5

Bei Exazerbation der Rechtsherzinsuffizienz, komplexen Anomalien oder anderen Komplikationen muss ebenfalls frühzeitig operiert werden.
In den seltensten Fällen kommt es beim Vorhofseptumdefekt zur **Eisenmenger-Reaktion**. Dann gilt der pulmonale Widerstand als fixiert und es darf nicht operiert werden. Womöglich verbleibt hier nur eine Herz-Lungen-Transplantation oder der ASD-Verschluss in Kombination mit einer Lungentransplantation als lebensrettende Maßnahme.

> Stellt sich eine **Eisenmenger-Reaktion** ein, darf der Vorhofseptumdefekt nicht operativ verschlossen werden.

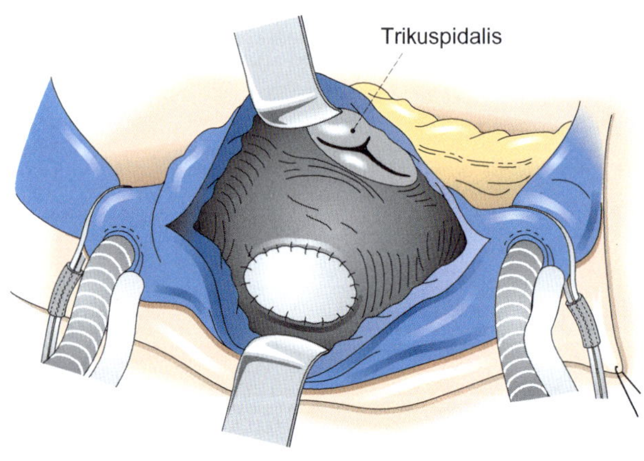

Abb. 22.1: Die EKZ wurde eingeleitet, der rechte Vorhof ist eröffnet. Der Ostium-secundum-Defekt wurde mittels Patch geflickt. [1]

Operationstechnik

Verschluss des Ostium-secundum-Defekts

Bei kleinen Defekten gilt der katheterinterventionelle Verschluss mittels Schirmchen als Goldstandard. Große Defekte müssen chirurgisch verschlossen werden. Dabei ist die totale Sternotomie in den wenigsten Fällen notwendig. An den meisten Zentren wird über eine rechtslaterale Thorakotomie (minimal-invasiv) operiert. Die Ruhigstellung des Herzens wird durch künstlich erzeugtes Flimmern erreicht. Schlägt das Flimmern in einen Sinusrhythmus um, steigt die Gefahr einer Luftembolie. Um dieser vorzubeugen, muss der linke Vorhof konsequent entlüftet werden (Alternativ kann am kardioplegisch stillgelegten Herzen operiert werden).
Der rechte Vorhof wird eröffnet. Kleine Defekte werden direkt vernäht. Größere Defekte werden durch einen autologen Perikard- oder Kunststoffpatch gedeckt (▸ Abb. 22.1).

Verschluss des Sinus-venosus-Defekts

Der Defekt ist i. d. R mit einer Lungenvenenfehlmündung kombiniert. Dabei müssen die beiden Fehlbildungen nur selten unabhängig voneinander therapiert werden. Vielmehr nutzt man die anatomische Nähe der beiden Fehlbildungen operativ aus.

Der Thorax wird über eine Sternotomie oder eine anterolaterale Thorakotomie eröffnet. Die extrakorporale Zirkulation wird eingeleitet, der Herzstillstand hergestellt. Dabei wird die V. cava superior abnorm weit kranial kanüliert. So wird die Sicht auf den Situs verbessert. Nun wird der rechte Vorhof lateral eröffnet. Hierbei kann die V. cava superior in den Schnitt mit einbezogen werden. Anschließend wird ein Patch (Perikard/Dacron) über dem Defekt vernäht. Dabei wird der Patch als Zelt über dem Defekt und den Einmündungen der Lungenvenen platziert. Folglich drainiert das venöse Blut unterhalb der Abdeckung durch den Vorhofseptumdefekt in den linken Vorhof (▸ Abb. 22.2). Hierfür kann es nötig sein, den Defekt und die Einmündungen der Lungenvenen zuvor zu erweitern. So wird der Fluss garantiert. Schließlich wird der Vorhof verschlossen.

Wurde der Vorhof nahe der Einmündung der oberen Hohlvene eröffnet, kann es postoperativ zu Stenosen in diesem Bereich kommen. Dies kann durch Narbenbildung oder Operationsmaterial bedingt sein. Dann wird der Vorhof mittels Perikardpatch oder durch Verschiebeplastik verschlossen.

Die fehlgeleiteten Vv. pulmonales können auch sehr weit kranial, womöglich sogar in die obere Hohlvene müden. Dann muss die obere Hohlvene, kranial der Fehlmündungen, abgesetzt werden. So beinhaltet der kaudale Anteil der Hohlvene die Fehlmündungen. Dieser Anteil wird nun am offenen Ende verschlossen. Jetzt erfolgt die Deckung des Defekts und der Lungenvenen in bekannter Weise. Abschließend wird der kraniale Anteil der Hohlvene in den rechten Vorhof implantiert.

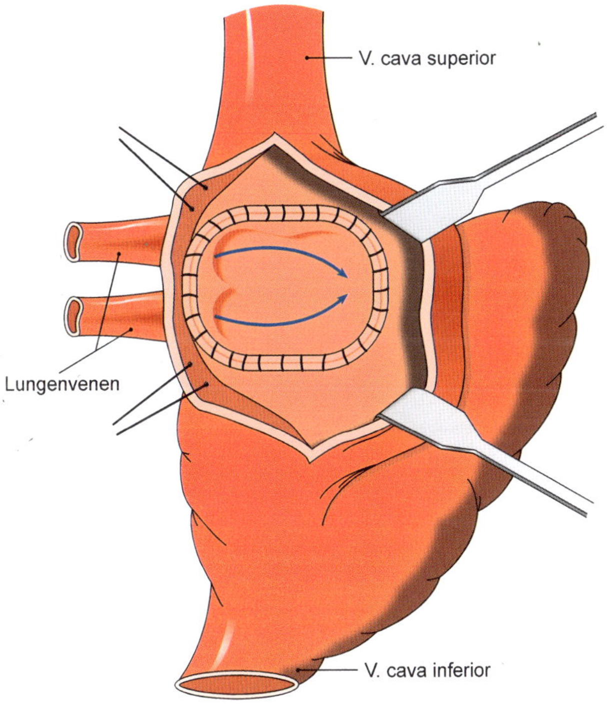

Abb. 22.2: Der Sinus-venosus-Defekt ist gedeckt. Die beiden falsch angelegten Pulmonalvenen drainieren nun unterhalb des Flickens in den linken Vorhof. [5]

Verschluss des Ostium-primum-Defekts

Die Technik ist variabel. Sie hängt von der Ausprägung der Klappendefekte und der Ausprägung des AV-Kanals ab. Der Verschluss von Vorhofseptum- und Ventrikelseptumdefekt erfolgt mittels Patch. Die Klappen müssen präpariert werden. Dabei reicht es oft, die gespaltenen Segel zu vernähen. Bei einem kompletten AV-Kanal sind die Mitral- und die Trikuspidalklappe gemeinsam als eine AV-Klappe angelegt. Dann müssen die beiden Klappen aus dieser einen AV-Klappe aufgebaut werden.

Komplikationen

Es kann zu neurologischen Zwischenfällen kommen. Jedoch ist das Risiko hierfür postoperativ niedriger als präoperativ. Eine Luftembolie kann durch eine konsequente Entlüftung des linken Herzens vermieden werden. Auch die Operation am stillgelegten Herzen mindert das Risiko einer Luftembolie. Muss zur Eröffnung des Vorhofs von der konventionellen Schnittführung abgewichen werden, kann der Sinusknoten Schaden nehmen. Dann können sich postoperativ Rhythmusstörungen zeigen.

Outcome

Die Operation ist zu fast 99 % erfolgreich. Die durchschnittliche Lebenserwartung nach ASD-Verschluss entspricht der Normalbevölkerung. Weniger als 1 % der Eingriffe verlaufen letal. Das Risiko von symptomatischen Säuglingen ist unweit höher.

- Die häufigste Variante des Vorhofseptumdefekts ist der Septum-secundum-Defekt (exkl. offenes Foramen ovale).
- Der Vorhofseptumdefekt kann lange Zeit asymptomatisch bleiben. Die Diagnose ist häufig ein Zufallsbefund.
- Kleine Defekte werden mittels Katheter versorgt oder direkt vernäht.
- Große Defekte werden mittels Patch verschlossen.
- Die Operation erzielt exzellente Ergebnisse.

ZUSAMMENFASSUNG

23 PULMONALSTENOSE

Pulmonalstenosen (PS) sind mit 8 % die dritthäufigsten kongenitalen Herzfehler. Zu 30 % ist eine Pulmonalstenose mit anderen kardialen Fehlbildungen kombiniert. Pulmonalstenosen sind bei beiden Geschlechtern gleich häufig.

Einteilung

Die Pulmonalstenosen werden anhand ihrer Lage bezüglich der Pulmonalklappe eingeteilt:

Valvuläre Pulmonalstenose Bei dieser häufigsten Variante sind die Komissuren der Klappensegel untereinander verklebt. So können auch bikuspidale Pulmonalklappen vorliegen.

Subvalvuläre Pulmonalstenose Sie liegt entweder unmittelbar proximal der Pulmonalklappe oder im muskulären Ventrikel. Somit kann man sie weiter in infundibuläre Pulmonalstenose und subinfundibuläre Pulmonalstenose einteilen (Infundibulum = Conus arteriosus, also der Übergang vom Ventrikel zur A. pulmonalis).

- **Infundibuläre Pulmonalstenose:** Sie liegt klappennah im rechten Ausflusstrakt und kommt selten isoliert vor. Häufiger tritt sie als Folge von pathologischen Umbauprozessen im Rahmen einer gestörten Hämodynamik auf. Ihr geht i. d. R. eine supravalvuläre oder valvuläre Pulmonalstenose voraus.
- **Subinfundibuläre Pulmonalstenose:** Hier liegen muskuläre, fibröse oder fibromuskuläre Wandverdickungen vor. Auch diese Pulmonalstenosen gehen für gewöhnlich mit anderen kardialen Anomalien einher (Ventrikelseptumdefekt, Fallot-Tetralogie etc.).

Supravalvuläre Pulmonalstenose Sie liegt unmittelbar distal der Klappe und kommt nahezu ausschließlich als Begleiterscheinung von schweren kardialen Missbildungen vor. Auch die supravalvulären Pulmonalstenosen kann man weiter unterteilen: Bei einer Stenose des Truncus pulmonalis oder der A. pulmonalis dextra/sinistra liegt eine zentrale supravalvuläre Pulmonalstenose vor. Ist die Stenose weiter distal gelegen, beispielsweise in den Aa. lobares oder den Aa. segmentales, bezeichnet man die Stenose als periphere supravalvuläre Pulmonalstenose.

Klinik

Der rechtsventrikuläre Ausflusstrakt ist verengt. Infolgedessen entwickelt das Kind eine Rechtsherzinsuffizienz. Zum einen führt dies zu einer Minderperfusion der Lunge und das Kind leidet unter Dyspnoe. Zum anderen kommt es zur Volumenbelastung des rechten Herzens. Das Myokard reagiert auf die Volumenbelastung und hypertrophiert. Der enddiastolische Druck und konsequenterweise auch der endsystolische Druck steigen. Die Trikuspidalklappe hält dem erhöhten systolischen Druck nicht stand. Es stellt sich eine relative Trikuspidalinsuffizienz ein. Folglich staut sich das Blut bis in die Peripherie zurück und führt zu einer tastbaren Hepatomegalie.

Auch der Druck im rechten Vorhof steigt an. Dies kann postnatal den Verschluss des Foramen ovale unterbinden.

Das Neugeborene ist auf einen offenen Ductus arteriosus angewiesen. Er ermöglicht den Blutfluss aus der Aorta in die A. pulmonalis und sichert so eine suffiziente Oxygenierung des Blutes. Kommt es postnatal zum Verschluss des Ductus arteriosus, zeigt das Kind alle Anzeichen einer massiven Herzinsuffizienz.

Liegt zusätzlich ein offenes Foramen ovale vor, gelangt das gestaute sauerstoffarme Blut vermehrt ins linke Herz. Der Patient wird zyanotisch.

Bei gering ausgeprägter Pulmonalstenose können sämtliche klinische Anzeichen fehlen. Das Kind weist lediglich Zeichen der pulmonalen Minderperfusion unter maximaler Belastung auf.

Diagnostik

Eine Pulmonalstenose äußert sich auskultatorisch als Systolikum mit Punctum maximum über dem zweiten ICR links. Der zweite Herzton ist gespalten und i. d. R. ist ein präkordiales Schwirren tastbar.

Das EKG zeigt einen Rechtslagetyp. In der Echokardiografie erscheint das rechte Herz vergrößert und die Wandmuskulatur verdickt. In der Doppler-Echokardiografie werden die Druckverhältnisse über der Pulmonalklappe sichtbar und der Regurtitationsjet über der Trikuspidalklappe erkennbar. Ein offenes Foramen ovale kann ausgeschlossen werden.

Bei einer valvulären Pulmonalstenose zeigt die p. a. Thoraxaufnahme eine poststenotische Dilatation im Pulmonalsegment (▸ Abb. 23.1). Im Seitenbild ist der Retrosternalraum verengt.

Die Angiografie sichert den Befund. Eine genaue Messung des Druckgradienten ermöglicht die definitive Aussage über den Schweregrad der Stenose. Wie erwähnt findet sich bei der valvulären Pulmonalstenose ein dilatiertes Pulmonalsegment. Daher ist der Druckabfall unmittelbar hinter der Klappe pathognomisch für die valvuläre Pulmonalstenose. Mittels Angiografie besteht zudem die Option der interventionellen Dilatation der Klappe.

Die klinische Untersuchung kann unauffällig sein. Bei schwerem Verlauf sind die Halsvenen gestaut. Zudem finden sich periphere Ödeme. Eine Hepatomegalie ist möglich. Das Kind kann eine Lippenzyanose aufzeigen. Häufig liegt dann ein zusätzliches offenens Foramen ovale vor.

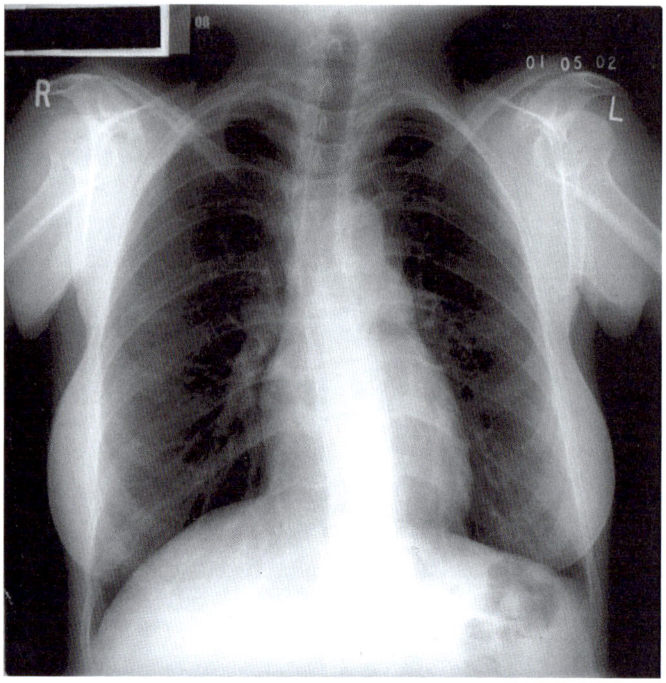

Abb. 23.1: Thoraxaufnahme bei valvulärer Pulmonalstenose. Der Truncus pulmonalis erscheint linksseitig dilatiert. [24]

Eine **Zyanose** beim Neugeborenen kann auf eine Pulmonalstenose hinweisen. Dann sollte der Ductus arteriosus offen gehalten werden.

Operationsindikationen und -kontraindikationen

Ein Druckunterschied über der Klappe > 50 mmHg (mäßige Ausprägung) gilt generell als Indikation. Ändert sich das EKG zum Rechtslagetyp, muss dies als Progress verstanden werden. Dann sollte ebenfalls frühzeitig operiert werden (**Cave**: Der Rechtslagetyp ist oft physiologisch bei Kindern!).

Operationstechnik

Therapie der valvulären Pulmonalstenose

Neugeborene werden katheterinterventionell versorgt. Hier wird mittels Ballonvalvuloplastie die Klappe dilatiert. Notfallmäßig wird der Ductus arteriosus mittels Prostaglandininfusion offen gehalten. Einige Zentren halten an der geschlossenen Kommissurotomie fest. Ihr Vorteil ist, dass auf die extrakorporale Zirkulation verzichtet werden kann. Die Operationszeit darf 3 min nicht überschreiten. Zunächst werden die Hohlvenen angeschlungen und mittels Tourniquet verschlossen. Somit ist der Blutfluss in das rechte Herz gedrosselt (Inflow-Occlusion). Nun wird transventrikulär ein Dilatator in den rechten Ventrikel eingebracht. Der Dilatator wird bis zur Pulmonalklappe vorgeschoben und die verschmolzenen Segel werden gesprengt (Brock-Sprengung). Häufiger wird mittlerweile die offene Kommissurotomie durchgeführt.

Bei Kindern ist die offene Kommissurotomie das Verfahren der Wahl. Die extrakorporale Zirkulation wird eingeleitet und das Herz stillgelegt. Nun wird die A. pulmonalis parallel zum Klappenring eröffnet. Anschließend werden die verschmolzenen Segelränder durchtrennt und Verklebungen gelöst. Im gleichen Zug können Missbildungen an den Klappen abgetragen werden. Liegt ein hypertropher Klappenring oder eine infundibuläre Pulmonalstenose vor, muss der Fluss sichergestellt werden. Hierfür werden die Strukturen längs geschlitzt und anschließend mit einem Perikardpatch erweitert.

Therapie der subvalvulären Pulmonalstenose

Die Operation wird unter Einsatz der Herz-Lungen-Maschine und im künstlichen Herzstillstand durchgeführt. Der rechte Ventrikel wird eröffnet. Das überschüssige Gewebe (muskulär/fibrös/fibromuskulär) wird abgetragen. Mitunter wird das Myokard zur Entlastung geschlitzt und nachfolgend mittels Patch überbrückt.

Therapie der supravalvulären Pulmonalstenose

Zentrale supravaluvuläre Pulmonalstenosen werden operativ, periphere supravalvuläre Pulmonalstenosen katheterinterventionell versorgt.

Bei der zentralen supravalvulären Pulmonalstenose wird die extrakorporale Zirkulation eingeleitet und der künstliche Herzstillstand herbeigeführt. Anschließend wird der Truncus pulmonalis eröffnet. Man schlitzt den stenosierten Bereich längs und flickt nachfolgend mit einem Perikardpatch.

Komplikationen

Ein elektiver Eingriff hat eine Komplikationsrate von unter 1 %.

Neugeborene, die einer notfallmäßigen Therapie bedürfen, haben das höchste Risiko.

Nach der Operation einer subvalvulären Pulmonalstenose kann sich eine mäßige Pulmonalinsuffizienz einstellen, die i. d. R. klinisch stumm verbleibt.

Nach einer Brock-Sprengung stellt sich evtl. eine schwere Pulmonalinsuffizienz ein.

Nach der Operation einer valvulären Pulmonalstenose kann sich eine reaktive infundibuläre Pulmonalstenose bilden. Somit ist postoperativ ein persistierender Druckgradient über der Klappe nicht ungewöhnlich. Diese reaktive infundibuläre Hypertrophie bildet sich i. d. R. in den ersten Monaten nach der Operation zurück.

Outcome

Gering ausgeprägte Pulmonalstenosen verlaufen lange klinisch stumm. Dennoch beträgt die mittlere Lebenserwartung bei unbehandelter Pulmonalstenose nur etwa 20 Jahre.

Eine Operation ist zu 99 % erfolgreich.

Wird rechtzeitig therapiert, kann mit einer spontanen Remission der Rechtsherzhypertrophie gerechnet werden.

- Pulmonalstenosen sind mit 8 % die dritthäufigsten kongenitalen Herzfehler.
- Die valvuläre Pulmonalstenose ist die häufigste Variante.
- Die supravalvuläre Pulmonalstenose geht i. d. R. mit weiteren kardialen Fehlbildungen einher.
- Eine Pulmonalstenose kann klinisch stumm verlaufen. Dennoch sollte sie behandelt werden. Die Kinder zeigen häufig Zeichen einer Rechtsherzinsuffizienz.
- Therapie der Wahl ist, neben der Ballonvalvuloplastie, die offene Kommissurotomie.

ZUSAMMENFASSUNG

24 PERSISTIERENDER DUCTUS ARTERIOSUS

Der Ductus arteriosus persistens (PDA) ist mit 7 % der vierthäufigste kongenitale Herzfehler. Männliche Neugeborene sind seltener betroffen als weibliche. Die Häufigkeit ist indirekt proportional zum Geburtsgewicht des Neugeborenen. Somit ist ein PDA bei Frühgeborenen am häufigsten.
Ein persistierender Ductus arteriosus kann als Begleiterscheinung von komplexen kardialen Fehlbildungen vorkommen (Klappenstenosen, präduktale Aortenisthmusstenose). Häufig unterstützt er dann die Kreislaufstabilität und darf nicht isoliert verschlossen werden.
Der Ductus arteriosus dient pränatal als Rechts-links-Shunt zwischen dem kleinen und dem großen Kreislauf. Er entspringt aus dem Truncus pulmonalis oder der A. pulmonalis sinistra. Er mündet, unmittelbar distal des Abgangs der A. subclavia sinistra, in den Aortenbogen. Somit liegt er nahe dem N. laryngeus recurrens sinister, der sich auf dieser Höhe um den Aortenbogen schlingt.
Das Ausmaß des Rechts-links-Shunts wird häufig unterschätzt. Der Durchmesser des Ductus arteriosus ist nur unwesentlich kleiner als der Durchmesser des Aortenbogens. Mehr als 50 % des venösen Blutes werden über den Shunt in die Aorta überführt.
Postnatal verschließt sich der Ductus arteriosus innerhalb von 3 Tagen. In erster Linie ist hierfür die sauerstoffabhängige Kontraktion der muskulären Ductuswand ursächlich. Die Ductuswand des Frühgeborenen zeigt eine weitaus höhere Sauerstofftoleranz. Sie kontrahiert dementsprechend seltener. Postnatal fällt die Prostaglandinkonzentration im Blut ab. Dies wirkt ebenfalls der Persistenz des Ductus arteriosus entgegen.
Liegt ein Ventrikelseptumdefekt vor, kann der Ductus arteriosus gänzlich fehlen. Pränatal wird hier der kleine Kreislauf durch den Ventrikelseptumdefekt umgangen.

Einteilung

Der persistierende Ductus arteriosus wird anhand der Komorbiditäten und des Geburtszeitpunkts des Kindes eingeteilt. Somit kann er isoliert oder im Rahmen komplexer kardialer Fehlbildungen vorliegen und kann beim Neugeborenen und beim Frühgeborenen vorkommen.
Ein kompensatorischer persistierender Ductus arteriosus hält die Kreislaufstabilität aufrecht. Diese Variante geht i. d. R. mit Klappenvitien oder einer präduktalen Aortenisthmusstenose einher.

> Beim Vorliegen eines persistierenden Ductus arteriosus müssen komplexe kardiale Fehlbildungen ausgeschlossen werden. Ein Verschluss bei gestörter Hämodynamik kann tödlich enden.

Klinik

Physiologischerweise sinkt der pulmonalarterielle Druck postnatal ab. Hingegen steigt der Druck im großen Kreislauf. Dadurch kommt es zur Umkehr der Shunt-Verhältnisse über dem Ductus arteriosus. Somit gelangt arterielles Blut in die Lungenstrombahn. Verschließt sich der Ductus nicht, entsteht eine Lungenüberperfusion, in dessen Folge sich ein Lungenödem ausbildet. Das Kind leidet unter Dyspnoe. Zudem fällt es durch rezidivierende bronchopulmonale Infekte auf.
Schließlich erreicht das vermehrte Blutvolumen über den Lungenkreislauf das linke Herz, in dessen Folge dieses hypertrophiert. Selten kommt es im Rahmen der Überperfusion der Lunge zur **Eisenmenger-Reaktion**. Dabei nimmt der Durchmesser der Gefäße ab und der pulmonalarterielle Druck steigt erneut an. Dann kann das Kind alle Zeichen einer schweren Herzinsuffizienz aufweisen.
Ein kleiner persistierender Ductus arteriosus verläuft lange klinisch stumm.

Diagnostik

Ein persistierender Ductus arteriosus äußert sich auskultatorisch als Maschinengeräusch mit Punctum maximum im zweiten ICR links. Das Geräusch ist sowohl in der Systole als auch in der Diastole hörbar. Es erstreckt sich oftmals über die gesamte linke Thoraxhälfte.
Typischerweise findet man einen Pulsus celer, altus et durus.
Stellt sich eine Linksherzbelastung ein, zeigt das EKG einen Linkslagetyp.
Die Echokardiografie sichert die Diagnose. Dabei tritt ein kleiner Shunt häufig erst in der Doppler-Echokardiografie in Erscheinung.
In der p. a. Thoraxaufnahme imponiert die vermehrte Lungengefäßzeichnung. Pulmonale Infekte sind gut zu diagnostizieren. Im Seitbild ist der Retrokardialraum verkleinert.

Operationsindikationen und -kontraindikationen

Auch ein kleiner persistierender Ductus arteriosus sollte verschlossen werden. Die mittlere Lebenserwartung des unbehandelten PDA beträgt etwa 30 Jahre. Die Patienten versterben an den Folgen der Herzinsuffizienz.
Frühgeborene und asymptomatische Neugeborene sollten innerhalb der ersten 90 Tage operiert werden. Dabei wird bei Frühgeborenen zunächst versucht, den PDA pharmakologisch zu verschließen. Indometacin ist ein nichtselektiver COX-Inhibitor. Somit wirkt er auch hemmend auf die Prostaglandinssynthese. Der künstliche Abfall der Prostaglandinkonzentration soll den Ductus verschließen. Liegen Kontraindikationen zur Anwendung von NSAIDs vor, darf Indometacin nicht verabreicht werden.
Symptomatische Neugeborene und Kinder mit komplexen Fehlbildungen werden frühzeitig operiert.

Operationstechnik

In jedem Fall ist eine Endokarditisprophylaxe indiziert.

Verschluss des isolierten persistierenden Ductus arteriosus

Heutzutage wird der isolierte PDA medikamentös oder interventionell verschlossen. Die Operation ist dem großen hämodynamisch relevanten persistierenden Ductus arteriosus vorbehalten. Hierbei dient die linksseitige posterolaterale Thorakotomie als Standardzugang für die Operation. Zunächst wird die linke Lunge retrahiert, der linke N. vagus aufgesucht und in seinem Verlauf bis zum Aortenbogen präpariert. So gelingt die sichere Darstellung des N. laryngeus recurrens sinister. Anschließend wird der Ductus arteriosus beiderends ligiert oder mittels Potts-Klemmen okkludiert. Nun wird er mittig durchstochen, unterschlungen und ggf. abgesetzt (Durchstichligatur; ▸ Abb. 24.1).

Verschluss des persistierenden Ductus arteriosus im Rahmen komplexer kardialer Fehlbildungen

Liegen zusätzlich komplexe kardiale Fehlbildungen vor, wird die mediane Sternotomie bevorzugt. Der PDA-Verschluss erfolgt in bekannter Weise.

Komplikationen

Der N. vagus sinister und der N. laryngeus reccurens sinister können intraoperativ verletzt werden.
Der Durchmesser des Ductus arteriosus ist unweit kleiner als jener der Aorta. Eine Verwechslung hat fatale Folgen. Dann bricht die Kreislaufstabilität zusammen.
Besonders bei Frühgeborenen ist mit Komplikationen bezüglich der Hämodynamik

zu rechnen. Ursächlich hierfür ist v. a. die Retraktion der linken Lunge. In diesem Zusammenhang muss auf eine ausreichende Sauerstoffsättigung geachtet werden. Bei Bedarf muss die Lunge entfaltet werden.

> Der Ductus arteriosus ist unwesentlich kleiner als die Aorta. Um Verwechslungen zu vermeiden, müssen die Gefäßstraßen im Operationssitus gut einsehbar sein.

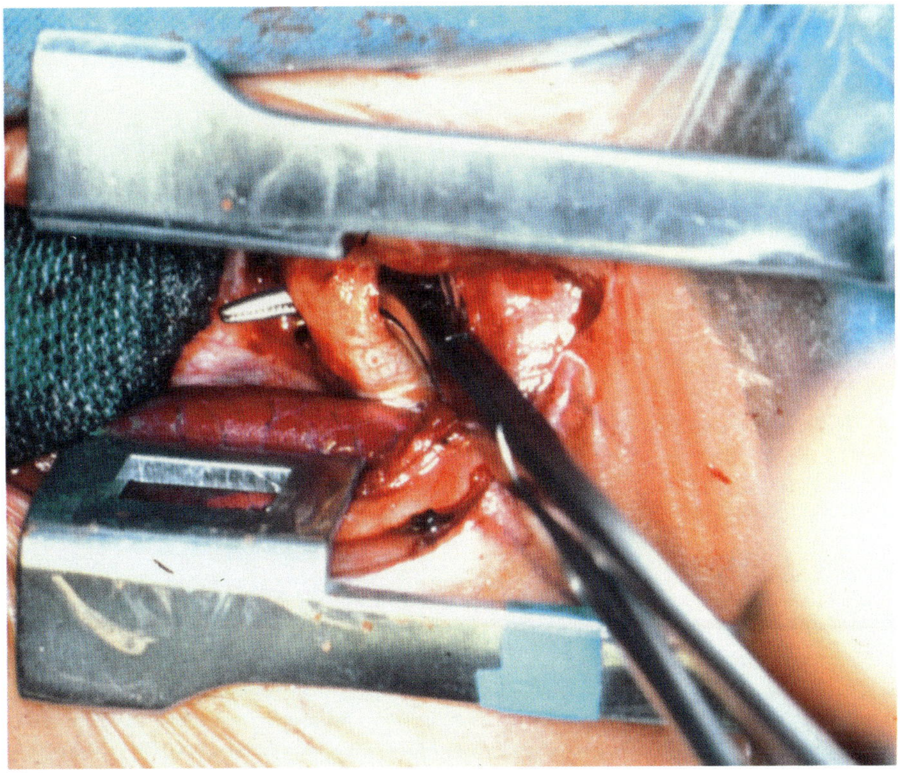

Abb. 24.1: Persistierender Ductus arteriosus. Linksseitige posterolaterale Thorakotomie. Der PDA wird zur besseren Darstellung mit dem Instrument angehoben. Der Operationssitus hat eine Schnittlänge von etwa 5 cm. [20]

Outcome

Ein Verschluss des persistierenden Ductus arteriosus hat exzellente Ergebnisse. Die Operation verläuft zu annähernd 0 % letal. Selbst Frühgeborene mit einem isolierten PDA haben ein ähnlich niedriges Risiko.

- Der Ductus arteriosus persistens ist mit 7 % der vierthäufigste kongenitale Herzfehler.
- Postnatal führen Änderungen in der Sauerstoffkonzentration, der Druckverhältnisse und der Prostaglandinkonzentration zum Verschluss des Ductus arteriosus.
- Standardtherapie ist der medikamentöse oder interventionelle Verschluss.
- Bei der Operation wird der Ductus arteriosus ligiert und abgesetzt.
- Auf den Verlauf des N. laryngeus reccurens ist unbedingt zu achten.

ZUSAMMENFASSUNG

25 FALLOT-TETRALOGIE

Die Fallot-Tetralogie (FT) ist mit 6 % der vierthäufigste kongenitale Herzfehler. Zudem ist sie der häufigste Herzfehler, der zu einer schweren Zyanose führt. Weibliche Neugeborene sind seltener betroffen als männliche.

Die Fallot-Tetralogie ist durch das gleichzeitige Vorliegen der folgenden vier Pathologien definiert (▶ Abb. 25.1):

- Pulmonalstenose in Kombination mit einem Ventrikelseptumdefekt
- Rechtsherzhypertrophie
- reitende Aorta durch eine Deviation des infundibulären Septums

Die Aorta befindet sich in der Ante-Dextro-Position und empfängt Blut aus beiden Herzkammern.

Eine Mikrodeletion 22q11 gilt als Prädisposition für die Fallot-Tetralogie. Die Erkrankung wird als **CATCH-22-Syndrom** bezeichnet („**c**ardiac anomalies", „**a**bnorme Gesichtszüge", „**T**hymushypoplasie", „**c**left palate" [Gaumenspalte], „**H**ypokalzämie"). Liegt eine Fallot-Tetralogie vor, sollten die übrigen Pathologien abgeklärt werden.

Einteilung

Wahlweise erfolgt hier die Einteilung anhand der Ausprägung des Pulmonalklappenvitums.

Pulmonalstenose Häufigste Variante. Dabei ist das Ausmaß der Stenose sehr variabel.

Pulmonalatresie Seltener: Der rechtsventrikuläre Ausflusstrakt (RVOT) ist gänzlich verschlossen. Im Rahmen einer Pulmonalatresie sind verschiedenste Anlagen der Pulmonalarterien möglich:

- Am häufigsten ist der Truncus pulmonalis samt seinen nachfolgenden Lungengefäßen normal angelegt. Dann gelangt das Blut durch den offenen Ductus arteriosus in den Lungenkreislauf. Somit ist der offene Ductus lebenserhaltend und muss bei Bedarf offen gehalten werden.
- Als Variante kann der Truncus pulmonalis fehlen. Dann gelangt das Blut über den offenen Ductus arteriosus direkt in die Aa. pulmonales.
- Fehlt der Truncus pulmonalis und sind die Aa. pulmonales unterentwickelt, stellen sich gravierendere Komplikationen ein. Dann werden nur Bruchteile des Lungenvolumens perfundiert. Zudem ist der Ductus häufig obliteriert oder gar nicht erst angelegt. Die Lunge kann nur über aortopulmonale Kollateralen perfundiert werden.
- Fehlen Truncus pulmonalis und die Aa. pulmonales, stellen sich die gravierendsten Komplikationen ein. Es bilden sich massig insuffiziente aortopulmonale Kollateralen aus. Nur durch diese ist ein Überleben überhaupt möglich. Postnatal obliterieren die Kollateralen rasch.

Pulmonalagenesie bzw. Pulmonalaplasie Rarität: Der Truncus pulmonalis und die nachfolgenden Gefäße werden ungehindert perfundiert. Dies führt zu einer Volumenbelastung der Lungenstrombahn. Infolgedessen dilatiert die Lungenstrombahn derart, dass sie umliegendes Bronchialgewebe verdrängt. Der Ductus arteriosus ist i. d. R. nicht angelegt.

> Auch bei der **Fallot-Tetralogie** gilt: Ein offener Ductus arteriosus kann lebenserhaltend sein. In vielen Fällen muss er mittels Prostaglandingabe offen gehalten werden.

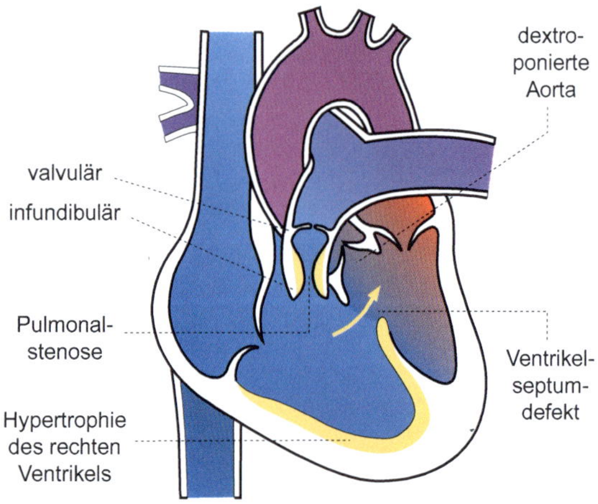

Abb. 25.1: Typische Kombination der kardialen Fehlbildungen bei Fallot-Tetralogie. [23]

Klinik

Es wird die Klinik für die Pulmonalstenose beschrieben: Diese führt zur Hypoxie. Das sauerstoffarme Blut staut sich vor der Klappe, was zu einer Volumenbelastung des rechten Herzens führt. Infolgedessen hypertrophiert das rechte Herz und wird insuffizient. Der Rückstau weitet sich bis in die Peripherie aus.

Zum einen kann das venöse Blut über den Ventrikelseptumdefekt in den linken Ventrikel ausweichen. Anschließend wird es über die Aorta in den großen Kreislauf gepumpt. Zum anderen wird das venöse Blut auch direkt aus dem rechten Ventrikel in die falsch positionierte Aorta gepumpt.

Distal der Klappe kommt es zum Druckabfall. Die Lungenperfusion nimmt ab. Dementsprechend wenig Blut wird oxygeniert. Durch das arteriovenöse Mischblut im systemischen Kreislauf stellt sich eine zentrale Zyanose ein.

Der Pink-Fallot-Patient hat eine rosafarbene Haut. Seine Pulmonalstenose ist wenig ausgeprägt. Hingegen zeigen Neugeborene mit einer hochgradigen Pulmonalstenose bereits in den ersten Lebenstagen eine ausgeprägt violette Haut.

Die Hypoxämie führt in der Niere zur vermehrten Ausschüttung von Erythropoetin. Es stellt sich eine reaktive Polyglobulie ein. Folglich steigt der Hämatokrit und mit ihm das Risiko für Thromboembolien. Der Körper registriert die Polyglobulie und reagiert mit einem vermehrten Abbau von Thrombozyten, was zur erhöhten Blutungsneigung führt.

Erreichen die Patienten das Kindesalter, weisen Sie die typischen Trommelschlägelfinger und Uhrglasnägel auf (▶ Abb. 6.1). Zudem ist beim Kleinkind die Hockstellung typisch für die Fallot-Tetralogie. Sie dient der Kreislaufentlastung bei unzureichender Sauerstoffversorgung. Der Oberkörper wird nach vorne an die Oberschenkel gebeugt und der Kopf auf die Knie gelegt. Manche Kinder umarmen ihre Beine. Dadurch erhöht sich der Gefäßwiderstand im Körperkreislauf und der venöse Rückfluss zum Herzen wird vermindert. Folglich vermindert sich auch der Rechts-links-Shunt und die Sauerstoffsättigung im aortalen Blut steigt an.

Das wichtigste Alarmzeichen beim Säugling ist die Trinkschwäche.

Diagnostik

Die Kombination aus Pulmonalstenose und Ventrikelseptumdefekt äußert sich auskultatorisch als Holosytolikum mit Punctum

maximum im vierten ICR links. Der zweite Herzton kommt nur durch den Schluss der Aortenklappe zustande. Folglich ist das Geräusch abgeschwächt. Mit zunehmendem Alter stellt sich die reaktive Polyglobulie ein. Dann nehmen die Strömungsgeschwindigkeit und somit das Auskultationsgeräusch ab.
Das EKG zeigt einen Rechtslagetyp.
Die Echokardiografie sichert den Befund. Mittels Doppler-Echokardiografie gelingen die Darstellung der Shunt-Verhältnisse und die Ermittlung der Druckverhältnisse über der Klappe. Zudem erlaubt die Doppler-Echokardiografie eine prognostische Aussage.
Eine Katheteruntersuchung ist in jedem Fall indiziert. Sie sichert die Druckverhältnisse, schließt weitere Gefäßanomalien aus und bietet die Möglichkeit zur Intervention.

Operationsindikationen und -kontraindikationen

Es sollte innerhalb des 1. Lebensjahrs operiert werden. Die Krankheit verläuft in jedem Fall progressiv und kann den gesamten Organismus irreversibel schädigen.
Bei hypoplastischen Lungenarterien kann eine Palliativoperation indiziert sein. Es sollte aber, wenn möglich, eine primäre Totalkorrektur angestrebt werden.

Operationstechnik

Operation bei Pulmonalstenose

Die Operationsverfahren zur Versorgung der valvulären und infundibulären Pulmonalstenose als auch zum Verschluss des Ventrikelseptumdefekts werden als bekannt vorausgesetzt.
Die Versorgung des Ventrikelseptumdefekts im Rahmen der Fallot-Tetralogie verläuft nahezu identisch zur Versorgung des isolierten Ventrikelseptumdefekts. Einzig die Größe und die Platzierung des Flickens sind unterschiedlich. Der Patch wird so vernäht, dass er gleichzeitig den Ventrikelseptumdefekt als auch die überreitende Aorta abdeckt. Ein offener Ductus arteriosus wird verschlossen.

Operation bei Pulmonalatresie

Ist der RVOT gänzlich obliteriert, können palliativ aortopulmonale Kollateralen angelegt werden.
Sind der Truncus pulmonalis und die nachfolgenden Gefäße weitestgehend entwickelt, wird versucht, den RVOT zu eröffnen. Hierzu wird eine transanuläre Erweiterungsplastik durchgeführt. Anschließend werden der Ventrikelseptumdefekt und ein offener Ductus arteriosus verschlossen.
Sind die Gefäße unterentwickelt, wird der RVOT erweitert. Der Ventrikelseptumdefekt wird zur Entlastung der Lungenstrombahn erhalten.
Ist der Truncus pulmonalis nicht angelegt, wird versucht, zwischen RVOT und Pulmonalarterien eine künstliche Überbrückung herzustellen. Hierzu wird ein Stück einer Leichenpulmonalis (Homograft mit Klappe) implantiert. Das Homograft wird im Verlauf der folgenden 20 Jahre ausgetauscht. Anschließend werden die aortopulmonalen Kollateralen an der Aorta abgesetzt und in die Aa. pulmonales eingebracht.

Operation bei Pulmonalaplasie

Der Trunucs pulmonalis und die Aa. pulmonales werden verengt (Verkleinerungsplastik).

Palliation

Ist die Lungenstrombahn gänzlich unterentwickelt, kommen Palliativeingriffe zum Einsatz, die durch Erzeugung einer Shunt-Verbindung (Links-rechts-Shunt) die Lungenperfusion erhöhen.

Blalock-Taussig-Shunt

Die Blalock-Taussig-Anastomose bezeichnet die Herstellung eines Shunts zwischen A. subclavia und Pulmonalarterie. Zunächst wird die A. subclavia ligiert und durchtrennt. Nachfolgend wird sie in die ipsilaterale A. pulmonalis End-zu-Seit anastomosiert. Folglich nimmt die Perfusion der Lunge zu. Dies hat i. d. R. keine Auswirkungen auf die Perfusion des Arms. Alternativ kann eine Gefäßprothese interponiert werden (modifizierte Blalock-Taussig-Anastomose).

Waterstone-Shunt

Die A. pulmonalis dextra unterkreut die Aorta ascendens. Auf dieser Höhe werden die beiden Gefäße Seit-zu-Seit anastomosiert. Folglich nehmen die Lungenperfusion zu und die systemische Perfusion vernachlässigbar ab.

Komplikationen

Die Frühletalität der Korrektur liegt bei < 2 %. Das Risiko wird vornehmlich von der Variante der Fallot-Tetralogie und des bereits verursachten systemischen Schadens bestimmt.

Outcome

Die Patienten entwickeln i. d. R. keine uneingeschränkte körperliche Leistungsfähigkeit. Rezidiveingriffe können notwendig werden (bei Re-VSD, Restgradient über dem RVOT, Pulmonalklappeninsuffizienz).

- Die Fallot-Tetralogie ist mit der Mikrodeletion 22q11 assoziiert.
- Die Fallot-Tetralogie ist das häufigste zyanotische Herzvitium. Sie beinhaltet eine Pulmonalstenose, einen Ventrikelseptumdefekt, eine Rechtsherzhypertrophie und eine reitende Aorta.
- Ebenfalls möglich sind die Pulmonalatresie und die Pulmonalaplasie.
- Das Operationsverfahren ist variabel. Es richtet sich nach den Fehlbildungen im RVOT und in den pulmonalen Gefäßen.

ZUSAMMENFASSUNG

Die Aortenisthmusstenose (AIST) ist mit 5 % der fünfthäufigste kongenitale Herzfehler. Der Isthmus aortae liegt, distal des Abgangs der A. subclavia sinistra, am Übergang des Arcus aortae in die Aorta descendens. Hier mündet der Ductus arteriosus. Ist das Lumen der Aorta an dieser Stelle eingeengt, spricht man von einer Aortenisthmusstenose. Sie liegt somit distal der Perfusionsgefäße für die obere Extremität und proximal der Perfusionsgefäße für die untere Extremität. Weibliche Neugeborene sind seltener betroffen als männliche. Jedoch haben weibliche Neugeborene mit Monosomie X (Ullrich-Turner-Syndrom) ein vergleichsweise hohes Risiko. Bei drei Viertel aller Patienten liegt zusätzlich eine bikuspidale, ggf. stenosierte Aortenklappe vor.
Die Flusstheorie geht davon aus, dass sich die Aortenisthmusstenose durch die verminderte Strömung über der Aortenklappe ausbildet. Zudem ist eine Aortenisthmusstenose häufig mit einem Ventrikelseptumdefekt, einem offenen Ductus arteriosus, einem Vorhofseptumdefekt oder einem offenen Foramen ovale kombiniert.

Einteilung

Die Aortenisthmusstenose wird bezüglich ihrer Lage zum Ductus arteriosus eingeteilt. So unterscheidet man eine präduktale von einer postduktalen Aortenisthmusstenose.

> Bei der **präduktalen Aortenisthmusstenose** muss der Ductus arteriosus mittels Prostaglandininfusion offen gehalten werden.

Klinik

Das Blut staut sich vor der Aortenisthmusstenose zurück ins linke Herz. Es stellt sich eine relative Linksherzinsuffizienz ein. Der Säugling zeigt eine ausgeprägte Trinkschwäche.
Kinder mit einer Aortenisthmusstenose fallen häufig durch kalte Füße auf. Eine Claudicatio intermittens im Jugendalter ist pathognomonisch. Proximal der Aortenisthmusstenose herrschen hohe Druckverhältnisse. Es stellt sich eine arterielle Hypertonie ein. Daher leiden die Kinder vermehrt unter Kopfschmerzen und Nasenbluten. Zudem sind sie der Gefahr von zerebralen Komplikationen ausgesetzt.

Präduktale Aortenisthmusstenose Sie ist nur bei einem offenen Ductus mit dem Leben vereinbar. Dann empfängt die Aorta descendens den Großteil ihres Blutvolumens über den offenen Ductus. Dabei entstammt das Blut über dem Ductus der A. pulmonalis und somit dem rechten Herzen. Rückwirkend übernimmt also der rechte Ventrikel die Perfusionsarbeit für die untere Extremität, infolgedessen hypertrophiert er. Da das rechte Herz nur desoxygeniertes Blut liefert, wird die untere Körperhälfte zyanotisch.
Ist der Durchmesser des Ductus groß, sind die Pulse der unteren Extremität unauffällig. Gleiches gilt für den systemischen Blutdruck. Ist der Durchmesser des Ductus klein, sinkt der Pulsdruck in der Leiste ab und die Blutdruckwerte der oberen und der unteren Extremität divergieren. Ist der Ductus vollständig obliteriert, sinkt der Perfusionsdruck derart ab, dass sich ein Nierenversagen einstellen kann.

Postduktale Aortenisthmusstenose Das Blut staut sich über den offenen Ductus in den Lungenkreislauf zurück. Folglich stellt sich eine pulmonale Hypertonie und rückwirkend eine Rechtsherzinsuffizienz ein. Verschließt sich der Ductus postnatal, wird das Blut in den linken Ventrikel zurückgestaut. Dies führt zu einer massiven Volumenbelastung des linken Herzens. Infolgedessen hypertrophiert der linke Ventrikel und wird insuffizient. Distal der Aortenisthmusstenose fällt der Blutdruck ab. Dies kann eine Minderperfusion der Bauch- und Beckenorgane und der unteren Extremität zur Folge haben. Dabei kann in seltenen Fällen die Systemperfusion derart abfallen, dass sich ein Multiorganversagen einstellt. Jedoch bilden sich häufig schon intrauterin ausgeprägte Kollateralkreisläufe, welche die Blutversorgung der unteren Körperhälfte sicherstellen.

Diagnostik

Typisch ist eine Blutdruckdifferenz zwischen oberer und unterer Körperhälfte. Sowohl bei der präduktalen als auch bei der postduktalen Aortenisthmusstenose ist ein uncharakteristisches Systolikum zwischen den Schulterblättern auskultierbar. Mithilfe der Angiografie können die genaue Lage und der Druckgradient über der Stenose ermittelt werden. Wichtig ist die Darstellung arterieller Kollateralen, da diese intraoperativ bluten können. Zudem kann mittels Angiografie interventionell therapiert werden (Ballondilatation und Stenteinlage).

Präduktale Aortenisthmusstenose Das EKG zeigt die Zeichen einer Rechtsherzbelastung. In der konventionellen Echokardiografie kann die Stenose sichtbar sein. Die Doppler-Echokardiografie offenbart die Shuntverhältnisse über dem offenen Ductus arteriosus. In der p. a. Thoraxaufnahme ist der Rückstau in das prominente Pulmonalsegment zu sehen. Die Gefäße im Bereich der Hili erscheinen geweitet. Im Seitbild ist der Retrosternalraum verkleinert.

Postduktale Aortenisthmusstenose Das EKG zeigt Zeichen einer Linksherzbelastung. In der Hand des Erfahrenen ist die Stenose mittels Echokardiografie darstellbar. Die p. a. Thoraxaufnahme präsentiert einen prominenten Aortenbogen. Vermehrte Gefäßzeichnungen können auf Kollateralen an den Rippenunterrändern (Rippenusuren) hinweisen. Im Seitbild ist der Retrokardialraum verkleinert.

Operationsindikationen und -kontraindikationen

Ist die Aortenisthmusstenose beim Neugeborenen symptomatisch, muss umgehend gehandelt werden. Zunächst wird der Ductus pharmakologisch offen gehalten.
Bei einer asymptomatischen Aortenisthmusstenose muss ein individuelles Behandlungskonzept entworfen werden.
Die Leitlinien sehen eine Operationsindikation bei einer Abweichung des Aortenlumens um 50 % und einem Druckunterschied über der Stenose von > 20 mmHg (in Ruhe). Dann sollte innerhalb des 1. Lebensjahrs, vorzugsweise in den ersten 6 Lebensmonaten operiert werden.

Operationstechnik

Zunächst gleicht das Operationsverfahren dem zur Versorgung des isolierten persistierenden Ductus arteriosus. (**Cave**: Die Stenose zwischen Truncus brachiocephalicus und A. carotis sinistra stellt eine Ausnahme dar. Hier muss unter Einsatz der extrakorporalen Zirkulation operiert werden!)
Die Aorta wird von ihrem aufsteigenden bis zu ihrem deszendierenden Bereich dargestellt. Dabei müssen alle Gefäßabgänge einsehbar sein und die Nn. laryngei unbedingt geschont werden. In der Regel wird ein offener Ductus arteriosus verschlossen.

Erweiterte End-zu-End-Anastomose

Das Standardverfahren ist die erweiterte End-zu-End-Anastomose. Zunächst wird die Aorta proximal und distal der Stenose abgeklemmt und anschließend abgesetzt. Dann wird der stenosierte Bereich reseziert. Schließlich werden die Aortenenden in Einzelknopfnaht End-zu-End anastomosiert.

Erstreckt sich die Stenose über eine weite Strecke, müsste demensprechend großzügig reseziert werden. Vorzugsweise wird dann mit einer Gefäßprothese überbrückt. Abschließend öffnet man die Klemmen und gibt die Perfusion frei.

Subclavian-Flap-Plastik nach Waldhausen und Nahrwold

Muss aufgrund einer kardialen Fehlbildung der Ductus erhalten bleiben, ist die Subclavian-Flap-Plastik vorzuziehen (▶ Abb. 26.1). Zunächst wird die A. subclavia sinistra proximal des Abgangs der A. vertebralis sinistra abgesetzt. Anschließend wird die Aorta analog zum Standardverfahren abgeklemmt. Nun schlitzt man die A. subclavia sinistra übergehend in die Aorta descendens bis 1,5 cm proximal der distalen Klemme. Stenosereste werden reseziert. Nachfolgend schwenkt man die A. subclavia sinistra auf die Aorta descendens und näht sie als Flicken ein. Abschließend werden die Klemmen geöffnet und die Perfusion freigegeben.

Kunststoffpatch-Plastik

Mit der Kunststoffpatch-Plastik können der Ductus und die A. subclavia sinistra erhalten werden.

Zunächst wird die Aorta analog zum Standardverfahren abgeklemmt und anschließend das Gefäß zwischen den Klemmen geschlitzt. Stenosereste werden reseziert. Nachfolgend vernäht man ein Kunststoffpatch über der Inzision. Abschließend werden die Klemmen geöffnet und die Perfusion freigegeben.

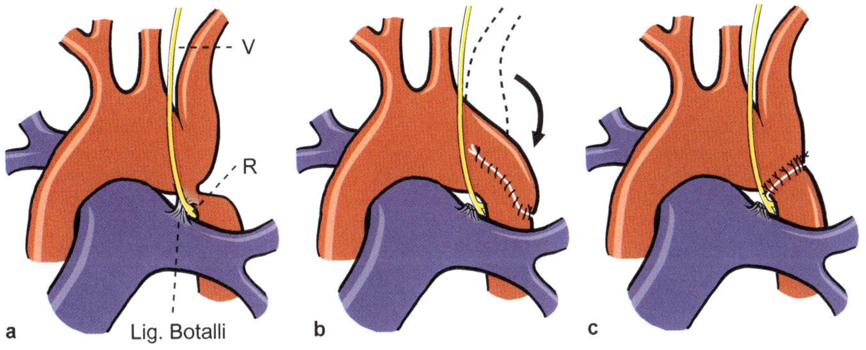

Abb. 26.1: Die Operationsverfahren bei der Aortenisthmusstenose: Anatomie der Aortenisthmusstenose (a), Subclavian-Flap-Plastik mit Verschluss des persistierenden Ductus arteriosus (b) und End-zu-End-Anastomose mit Verschluss des persistierenden Ductus arteriosus (c). [1]

Komplikationen

Eine Gefäßprothese und ein Kunststoffpatch können vom Immunsystem abgestoßen werden. Es kann zur Ausbildung von Aneurysmen oder Stenosen an der Anastomose kommen.

Bei der Subclavian-Flap-Plastik wird auf die A. subclavia sinistra verzichtet. Minderperfusionen des linken Arms können die Folge sein.

Unabhängig vom Operationsverfahren ist postoperativ mit erhöhten Blutdruckwerten zu rechnen. Die Ursache hierfür ist unklar. Es wird ein gestörtes Zusammenspiel zwischen Sympathikus, Renin-Angiotensin-Aldosteron-System und Barorezeptoren vermutet. Die Blutdruckveränderungen können zu Entzündungen der Mesenterialarterien führen. Somit kann der Gastrointestinaltrakt Schaden nehmen.

Eine intraoperative Verletzung des N. laryngeus reccurens ist möglich.

Die gefürchtetste Komplikation stellt die Paraplegie, vermutlich durch Minderperfusion des Rückenmarks während der Aortenabklemmung dar (Häufigkeit 0,4 %).

Outcome

Unbehandelt versterben 90 % der Patienten mit präduktaler Aortenisthmusstenose innerhalb des 1. Lebensjahrs. Die Operationsletalität beträgt < 1 %.

Restenosierungen sind bei der Kunststoffpatch-Plastik am häufigsten. Sie treten i. d. R. innerhalb des ersten postoperativen Jahrs auf. Nach 5 Jahren ist nicht mehr mit Restenosierungen zu rechnen.

- Die Aortenisthmusstenose ist mit 5 % der fünfthäufigste kongenitale Herzfehler.
- Man unterscheidet eine präduktale und eine postduktale Aortenisthmusstenose.
- Das heutige Katheterverfahren ist umstritten, es sollte operiert werden.
- Das operative Standardverfahren ist die End-zu-End Anastomosierung von Aortenbogen und Aorta descendens.

ZUSAMMENFASSUNG

Fallbeispiele

27 FALL 1: SNATCHED FROM THE JAWS OF DEATH

FALLBESCHREIBUNG

Sie haben Dienst in der Notaufnahme. Herr Karl W. (77 Jahre) stellt sich mittags vor. Er berichtet, er habe heute Früh beim Walking rezidivierend Atemnot gehabt. Zudem habe er ein Druckgefühl auf der Brust bemerkt. Auf seiner Stammstrecke sei alle 200 m eine Bank. Dort habe er sich hingesetzt. Mit der Zeit wären die Beschwerden abgeklungen. Jetzt habe er das Gefühl, nicht gänzlich frei atmen zu können. Das Druckgefühl auf der Brust sei weg.

Wie lautet Ihre Verdachtsdiagnose? Welche Differenzialdiagnosen kommen in Betracht?

Aus dem Bericht von Herrn W. können Sie Beginn, Lokalisation, Auslöser und Verlauf der Beschwerden erahnen. Sie erheben eine orientierte Anamnese mit der Verdachtsdiagnose stabile Angina pectoris. Differenzialdiagnostisch ist v. a. an andere kardiale sowie pulmonale Ursachen zu denken (akutes Koronarsyndrom, Herzinsuffizienz, Infektionen, Lungenarterienembolie etc.).

Was interessiert Sie in der Anamnese?

Sie möchten wissen, ob Herr W. Schmerzen hatte und wenn ja, welchen Charakter diese hatten, ob die Schmerzen ausgestrahlt haben und eine vegetative Komponente hatten. Zudem erfragen Sie, ob Herr W. seine Symptomatik kenne und wie er selbst seine Situation einschätze. Fragen Sie Herrn W. nach Vorerkrankungen, Voroperationen, Medikation und nach einer möglichen Selbsttherapie. Finden Sie heraus, ob er und sein Umfeld in letzter Zeit krank waren oder ihm gesundheitliche Veränderungen aufgefallen sind (Husten/Auswurf, Fieber, Schmerzen, dicke Beine etc.). Bitten Sie Herrn W., seinen letzten Arztbesuch zu schildern. Erheben Sie die Familienanamnese.

Erfragen Sie die kardialen Risikofaktoren:

- Alter (m > 45 Jahre, w > 55 Jahre)
- Infarkte bei Verwandtem ersten Grades (m < 55 Jahre, w < 65 Jahre)
- Rauchen
- Hypertonie
- Diabetes mellitus
- Hypercholesterinämie
- HDL < 35 mg/dl

Ziehen Sie auch tumoröse Neubildungen in Erwägung und fragen Sie nach der B-Symptomatik: Fieber, Nachtschweiß. Gewichtsverlust. Erkundigen Sie sich nach nächtlichem Wasserlassen, bekannten Allergien und Immobilisationen der letzten Zeit.

Auf Ihr Nachfragen gibt Herr W. an, leichte Schmerzen in der linken Brust gehabt zu haben. Er sei aber auch ein ängstlicher Mensch. Sonstige Beschwerden oder Symptome habe er nicht feststellen können. Abgenommen habe er nicht. Nachtschweiß wird verneint. Fieber habe er nicht gemessen. Auch sei er in letzter Zeit nicht krank gewesen, Gleiches gelte für sein Umfeld. Er wäre zuletzt über keinen längeren Zeitraum immobilisiert gewesen. Nachts müsse er nicht zur Toilette. Er verneint chronisch krank zu sein. 2002 wäre ihm der Blinddarm entnommen worden. Er habe keine bekannten Allergien oder Vorerkrankungen. Er kenne derartige Beschwerden von seinem Vater. Dieser sei mit 60 Jahren am plötzlichen Herztod verstorben. Seitdem fürchte er sich vor einem Herzinfarkt.

Letzten Monat sei er nach langer Zeit mal wieder beim Arzt gewesen. Dieser habe ihn über sein Herzinfarktrisiko aufgeklärt. Der Arzt habe hohe Fett- und Zuckerwerte festgestellt. Das Herz und der Blutdruck seien in Ordnung gewesen. Er nehme schon seit Jahren Ramipril. Der Hausarzt habe ein EKG und einen Ultraschall gemacht und habe ihm neue Medikamente aufgeschrieben. „Gegen die hohen Blutzucker- und Fettwerte", habe der Arzt gemeint. Die neuen Tabletten nehme er nie zusammen mit dem Ramipril, das vertrage sein Magen nicht. Häufig nehme er die neuen Medikamente gar nicht ein. Bisher sei es ja auch so gegangen. Heute Morgen habe er nur das Ramipril genommen. Bezüglich der neu aufgetretenen Symptomatik habe er keine Selbstmedikation begonnen.

Wie lautet nun Ihre Verdachtsdiagnose? Welche Differenzialdiagnosen sind jetzt noch wahrscheinlich?

Die Verdachtsdiagnose stabile Angina pectoris verdichtet sich. Weniger wahrscheinlich sind ein akutes Koronarsyndrom oder eine akute Herzinsuffizienz.

Wie gehen Sie weiter vor?

Sie führen eine **orientierte körperliche Untersuchung** durch und nehmen **Blut** ab. Sie belassen eine **Venenverweilkanüle** im Patienten, veranlassen ein kleines Blutbild, die Elektrolyte und die kardialen Marker. Die Bestimmung des D-Dimers wird zurückgestellt. Sie ordnen ein **EKG** an, lassen **Blutdruck** und **Körpertemperatur** bestimmen und schicken den Patienten zum **Röntgen**. Sie fordern eine Thoraxaufnahme in zwei Ebenen an.

Die **körperliche Untersuchung** ergibt folgenden Befund:

Inspektion Adipöser Patient. Nervös, schwitzt und zittert. Normales Hautkolorit. Ausgeprägte Gynäkomastie. Sonst keine Auffälligkeiten am Thorax und im Gesicht. Keine Ödeme. Keine Jugularvenenstauung.

Auskultation Herztöne rein und rhythmisch. Kein Anhalt für Klappenvitien. Keine Strömungsgeräusche über den Karotiden und Bauchaorta. Vesikuläres Atemgeräusch beidseits. Kein Giemen.

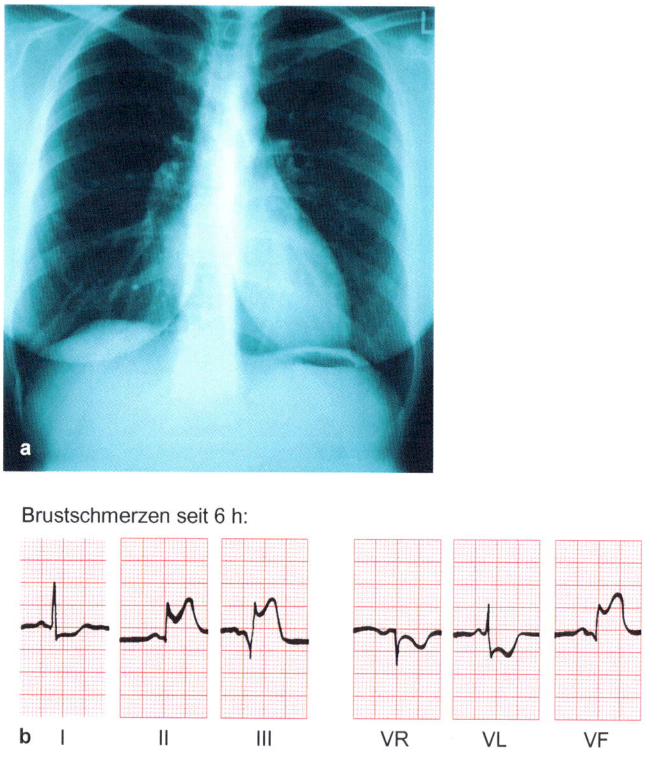

Abb. 27.1: Röntgen-Thorax p. a. (a) und EKG Extremitätenableitungen (b). [10, 25]

Kein Pfeifen. Keine Rasselgeräusche. Normale Darmgeräusche über allen vier Quadranten.
Palpation Herzspitzenstoß normal. Kein Schwirren. Pulsstatus: Herzfrequenz 101 B/min bei normaler, seitengleicher Pulsqualität der großen Gefäße an oberer/unterer Extremität, Karotiden und Bauchaorta. Abdomen weich. Kein Druckschmerz. Keine Abwehrspannung. Leber und Milz nicht palpabel. Hautturgor normal.
Perkussion Nierenlager frei. Lungengrenzen gut atemverschieblich. Normosonorer Klopfschall.
Blutdruck 160/90 mmHg.
Körpertemperatur 37,3 °C.
In Ihrer Abwesenheit entscheidet die Notaufnahmeschwester, das EKG aufzuschieben, da Herr W. in der Röntgenabteilung vorgezogen werden kann (▸ Abb. 27.1). In der Röntgenabteilung gibt Herr W. an, zunehmenden Druck und Schmerzen auf der Brust zu haben. Der Schmerz strahle in den linken Arm aus. Das Atmen fiele ihm schwer. Sie werden in die Röntgenabteilung gerufen. Bei Ihrem Eintreffen erscheint Herr W. blass, kaltschweißig und agitiert. Das **EKG** wird geschrieben (▸ Abb. 27.1b). Die Notaufnahmeschwester reicht Ihnen den **Laborzettel**: Na 140 mmol/l, K 4,7 mmol/l, Leu 7,44 G/l, Ery 5,2 T/l, Hb 15,6 g/dl, HK 45 %, CK-MB 15 ng/ml ↑, Mb 91 µg/l ↑, cTnI 3,1 ng/ml ↑.

Wie interpretieren Sie die jetzige Symptomatik des Patienten?

Die Symptomatik mit thorakalen Schmerzen und Druckgefühl, Ausstrahlung der Schmerzen in den linken Arm, Blässe, Kaltschweißigkeit und Agitiertheit spiegelt das klinische Bild eines akuten Koronarsyndroms wider.

Wie interpretieren Sie Röntgenbild, EKG und Laborwerte?

Röntgenbild P. a. Röntgen-Thorax. Knochenstrukturen regelrecht. Ausgeprägter Weichteilschatten der Mammae, bei bekannter Gynäkomastie. Herz normal groß. Herzkonturen normal geformt. Keine pulmonalen Stauungszeichen. Keine Infiltrate. Kein Erguss. Kein Anhalt für entzündliche Geschehen. ⇒ Normalbefund.
EKG Sinusrhythmus. Herzfrequenz nicht ablesbar. Linkstyp. ST-Hebungen in II, III, aVF. ST-Senkung in aVL. Pathologische Q-Zacke in III. ⇒ Anhalt für akuten Hinterwandinfarkt (STEMI).
Laborwerte Kleines Blutbild und Elektrolyte ohne pathologischen Befund. Kardiale Marker (CK-MB, Mb, cTnI) ↑. ⇒ Anhalt für akuten Myokardinfarkt.

Welche Diagnose stellen Sie?

Akuter Hinterwandinfarkt (STEMI).

Ist die Diagnose eindeutig?

Der akute Myokardinfarkt ist bei Vorliegen von zwei der folgenden drei Zeichen gesichert: typische Beschwerden, typischer EKG-Befund, typische Laborparameter. Selten finden sich erhöhte Troponinwerte im Rahmen der instabilen Angina pectoris. Diese Sonderfälle werden inzwischen als Infarkte gewertet.

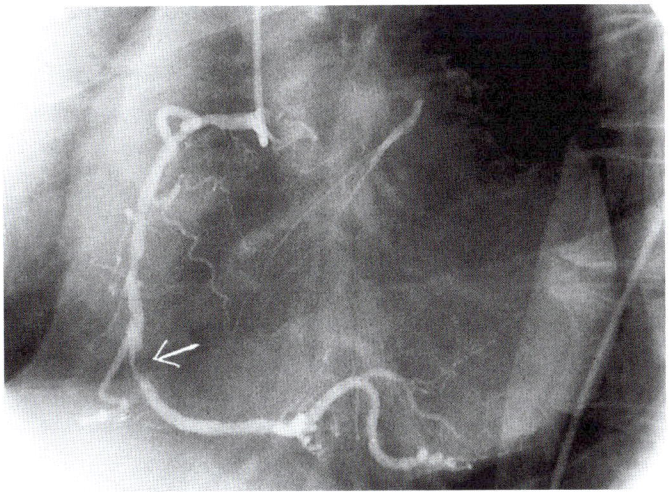

Abb. 27.2: Angiografie. [12]

Welche Therapie leiten Sie ein? Wie gehen Sie weiter vor?

Sauerstoffgabe (2 l/min) + 500 mg Acetylsalicylsäure i. v. + Clopidogrel 300 mg p. o. + 2 Hübe Nitrospray + Morphinhydrochlorid (1 : 10 ⇒ 1–5 mg) i. v. + Metoprolol 5 mg i. v. + Heparin-Bolus 5.000 IE i. v. und Diazepam 5 mg i. v.
Sie veranlassen die sofortige Übernahme des Patienten seitens der Kardiologie oder Herzchirurgie. Ist ein längerer Transport notwendig, erhält der Patient einen Nitro-Perfusor (3 mg/h nach RR). Sie übergeben den Patienten mit der Diagnose akuter Hinterwandinfarkt (STEMI) und bitten um sofortige Intervention.
Herr W. wird in ein Zentrum mit kardiologischer und herzchirurgischer Versorgung verlegt. Die Kardiologen führen einen Linksherzkatheter zur Sicherung der Diagnose und potenzieller Intervention durch (▸ Abb. 27.2).

Wie interpretieren Sie die Angiografie? Auf was weist der Pfeil hin?

Linksherzkatheter. Kontrastmittel in der rechten Koronararterie. Dort hochgradige Stenose im Bereich der Hinterwand (weißer →).

An welche beiden Therapieformen denken Sie?

PTCA (perkutane transluminale koronare Angioplastie) inklusive Stentimplantation vs. CABG (Coronary artery bypass grafting).

Welche Gefäße werden häufig als Graft für die Bypass-Operation herangezogen?

A. thoracica interna, A. radialis, V. saphena magna.

Welches Graft hat die höchste Offenheitsrate?

Die A. thoracica interna hat mit 95 % Offenheit nach 5 Jahren die höchste Offenheitsrate.
Der Versuch, Herrn W. katheterinterventionell zu versorgen, misslingt. Er wird in die Herzchirurgie überwiesen und umgehend mit einem Venenbypass versorgt. Herr W. erholt sich schnell und kann 1 Woche nach der Operation in die Rehabilitation entlassen werden.

28 FALL 2: RUNNY NOSE

FALLBESCHREIBUNG

Herr Dirk G. (32 Jahre) stellt sich am Samstagmorgen in der Notaufnahme vor. Sie haben Wochenenddienst. Er berichtet, er habe seit gestern Abend zunehmend Halsschmerzen und eine laufende Nase. Morgen Mittag wolle er den Stadtmarathon laufen. Er habe hart dafür trainiert. „Geben Sie mir nur etwas gegen die Beschwerden, dann bin ich wieder weg", sagt er.

Wie lautet Ihre Verdachtsdiagnose? Wie gehen Sie weiter vor?

Sie erheben eine orientierte Anamnese mit der Verdachtsdiagnose akuter oberer Atemwegsinfekt.

Was interessiert Sie in der Anamnese?

Fragen Sie Herrn G. nach Vorerkrankungen und Medikation sowie Voroperationen und einer eingeleiteten Selbsttherapie. Finden Sie heraus, ob er oder sein Umfeld in letzter Zeit krank waren oder ihm gesundheitliche Veränderungen aufgefallen sind. Bitten Sie Herrn G., seinen letzen Arztbesuch zu schildern. Erkundigen Sie sich über bekannte Allergien. Erfragen sie, ob Herr G. Schmerzen hat und wenn ja, welchen Charakter diese haben, ob die Schmerzen ausstrahlen und provozierbar sind und ob sie eine vegetative Komponente haben. Erkundigen Sie sich nach weiteren Infektionszeichen wie Husten, Auswurf, eitrige Rhinorrhö, Atemnot, Ohrenschmerzen, Kopfschmerzen, Gliederschmerzen und Fieber.
Auf Ihr Nachfragen gibt Herr G. an, keine Schmerzen zu haben. Husten müsse er nicht. Ein leichter Reiz sei aber vorhanden. Der Nasenfluss sei klar und flüssig. Sonstige Beschwerden oder Symptome habe er nicht. Fieber habe er nicht gemessen. Auch sei er in letzter Zeit nicht krank gewesen, Gleiches gelte für sein Umfeld. Bei ihm sei eine Hämochromatose diagnostiziert. Hierfür sei er regelmäßig beim Aderlass. Zudem sei seine Frau Krankenschwester. Von ihr habe er seit gestern Abend insgesamt 3 Tabletten Ben-u-ron 1.000® bekommen. Er habe keine Allergien, Voroperationen und nehme keine dauerhaften Medikamente ein.

Wie lautet nun Ihre Verdachtsdiagnose? Können Sie schon weiter differenzieren? Wie gehen Sie weiter vor?

Die Verdachtsdiagnose akuter oberer Atemwegsinfekt verdichtet sich. Ohne weitere Symptomatik und bei klarem Nasensekret ist ein viraler Infekt wahrscheinlich. Influenzaviren sind aufgrund der milden Symptomatik unwahrscheinlich. Sie führen eine **orientierte körperliche Untersuchung** durch. Sie lassen **Blutdruck** und **Körpertemperatur** bestimmen und schicken den Patienten zum **Röntgen**. Sie fordern eine Thoraxaufnahme in zwei Ebenen an.
Die **körperliche Untersuchung** ergibt folgenden Befund:

Inspektion Athletischer Patient. Normales Hautkolorit. Keine Auffälligkeiten am Thorax und im Gesicht. Gering ausgeprägte Schleimstraße im hinteren Rachenraum bei milder Rötung. Zustand nach Exzision Rachenmandeln. Atemfrequenz 15/min.
Auskultation Herztöne rein/rhythmisch. Kein Anhalt für Klappenvitien. Keine Strömungsgeräusche über den Karotiden und Bauchaorta. Vesikuläres Atemgeräusch beidseits. Kein Giemen. Kein Pfeifen. Keine Rasselgeräusche.
Palpation Herzspitzenstoß normal. Kein Schwirren. Herzfrequenz 96 B/min bei normaler, seitengleicher Pulsqualität der großen Gefäße an oberer/unterer Extremität, Karotiden und Bauchaorta. Kein Druckschmerz über den Trigeminusaustrittspunkten. Leber vergrößert, palpabel und verhärtet.
Perkussion Lungengrenzen gut atemverschieblich. Normosonorer Klopfschall.
Blutdruck 140/60 mmHg.
Körpertemperatur 37,8 °C.
Röntgen Normalbefund.

Wie interpretieren Sie den Befund der körperlichen Untersuchung? Welche Diagnose stellen Sie? Wie gehen Sie weiter vor?

Die körperliche Untersuchung weicht nur gering vom **Normalbefund** ab. Auffällig sind die **Rötung im Rachenbereich** (inklusive Schleimstraße) und die **subfebrile Temperatur**. Sie diagnostizieren einen akuten viralen Infekt der oberen Atemwege und erklären, dass der Virus durch das eigene Immunsystem eliminiert werden muss. Sie weisen Herrn G. darauf hin, dass **körperliche Schonung** und **ausreichende Flüssigkeitszufuhr** wichtig sind und raten ihm von der Teilnahme am Marathon ab. Sie machen auf das Risiko einer bakteriellen Superinfektion aufmerksam und untersagen eine Selbstmedikation mit Ben-u-ron®. Mit der Bitte um Wiedervorstellung, bei progressiver Symptomatik, entlassen Sie den Patienten.
Gegen Ihren Rat nimmt Herr G. am Marathon teil. Auf halber Strecke synkopiert er und wird mit dem Rettungswagen in die Notaufnahme gefahren. Dort angekommen erscheint Herr G. somnolent, aber erweckbar. Er gibt an, plötzlich ein Stolpern in der Brust bemerkt zu haben, dann habe er schlecht Luft bekommen. Daraufhin habe er sich hingesetzt, dann sei ihm schwarz vor Augen geworden. Er bekäme immer noch sehr schlecht Luft. Außerdem tue ihm alles weh, jedoch nicht speziell die Brust. Er fühle sich eher generell schwach. Die Glieder wären schwer und all das, obwohl er heute Früh nochmals 2 Tabletten Ben-u-ron 1.000® genommen habe.

Wie interpretieren Sie die jetzige Symptomatik des Patienten?

Die Symptomatik spricht für eine Kreislaufinstabilität. Die Palpitationen lassen auf eine kardiale Ursache schließen. Zudem könnten die Ben-u-ron®-Tabletten die Leber geschädigt haben.

Wie gehen Sie weiter vor?

Sie führen eine **orientierte körperliche Untersuchung** durch, nehmen **Blut** und **Blutkulturen** ab und erstellen eine arterielle **Blutgasanalyse**. Sie belassen eine **Venenverweilkanüle** im Patienten. Es interessieren Sie kleines und Differenzialblutbild, Elektrolyte, Transaminasen, γ-GT, Bilirubin, Ferritin, Kreatinin, kardiale Marker und CRP. Sie ordnen ein **EKG**, ein **Sono-Abdomen** und einen **Röntgen-Thorax** in zwei Ebenen an und lassen **Blutdruck** und **Körpertemperatur** bestimmen. Sie bereiten sich auf eine **potenzielle Intubation** vor und informieren die **Intensivstation**.
Die **körperliche Untersuchung** ergibt Neuigkeiten:

Inspektion Patient ist blass und kaltschweißig. Sklerenikterus. Atemfrequenz 25/min. Jugularvenenstauung beidseits. Periphere Ödeme.
Auskultation Arrhythmisch/Galopprhythmus/dritter Herzton. 4/6 Diastolikum im zweiten ICR parasternal beidseits. Herzsynchrones Reibegeräusch (verstärkt in Inspiration). Feuchte, grobblasige Rasselgeräusche über den unteren Lungenlappen beidseits. Abgeschwächtes Atemgeräusch beidseits.
Palpation Pulsus alternans. Herzfrequenz 72–165 B/min.
Perkussion Hyposonorer Klopfschall über den unteren Lungenlappen.
Blutdruck 105/55 mmHg.
Körpertemperatur 38,9 °C.
Sauerstoffsättigung (Pulsoximeter) 91 %.

Labor Na 130 mmol/l ↓, K 5,2 mmol/l ↑, Leu 4,44 G/l, Ery 6,3 T/l, Hb 16,8 g/dl, HK 47 %, CK-MB 12 ng/ml ↑, Mb 90 µg/l ↑, cTnI 2,9 ng/ml ↑, Neu 25 % ↓, Eos 2 %, Bas 1 %, Mon 6 %, Lym 66 % ↑, γ-GT 32 U/l ↑, GOT 690 U/l ↑, GPT 362 U/l ↑, Bil 2,2 mg/dl ↑, Fer 1.500 ng/ml ↑, Krea 2,1 mg/dl ↑.
BGA pCO_2 33 mmHg ↓, pO_2 72 mmHg, pH 7,30 ↓, BE −3 mmol/l ↓, Bic 18 mval/l ↓.
Röntgen-Thorax P. a.: Schmetterlingsform und Herz vergrößert. R. l.: Retrokardialraum und Retrosternalraum verkleinert.
EKG AV-Block Grad I. Intermittierende ventrikuläre Tachykardien. Linkstyp.
Sonografie Intrahepatisch werden dilatierte Äste der Pfortader von gestauten Gallengängen begleitet (Flintenphänomen). Lebergröße: auf 18 cm vergrößert.

Wie interpretieren Sie den körperlichen Befund, das Labor, die BGA, das EKG, das Sono und das Röntgenbild?

- **Hämochromatose** ⇒ Ferritin ↑ ⇒ chronischer Leberschaden
- Hämochromatose und **Paracetamol** ⇒ toxischer Leberschaden ⇒ intrahepatische Cholestase ⇒ Leberwerte ↑, Sklerenikterus, Flintenphänomen (Sono)
- **viraler Atemwegsinfekt** ⇒ Myokarditis ⇒ Fieber, Neu ↓, Lym ↑ ⇒ Myokardschäden ⇒ kardiale Marker ↑, AV-Block und ventrikuläre Tachykardien (EKG) (⇒ Auswurffraktion ↓)
- **Myokarditis** ⇒ Rechtsherzinsuffizienz ⇒ Rechtsherzhypertrophie, periphere Ödeme (H_2O ↑ ⇒ Na ↓), Jugularvenenstauung, dilatiertes Pfortadersystem (Sono)
- **Myokarditis** ⇒ Linksherzinsuffizienz ⇒ Rückstau ⇒ Regurtitation über der Aortenklappe (Diastolikum im zweiten ICR links parasternal) ⇒ Linksherzhypertrophie ⇒ Linkstyp (EKG)
- Linksherzinsuffizienz ⇒ Auswurffraktion ↓ ⇒ RR ↓ und Herzfrequenz ↑ + Pulsus alternans ⇒ akutes prärenales Nierenversagen ⇒ Krea ↑, K ↑, metabolische Azidose (BGA)
- **Linksherzinsuffizienz** ⇒ kardiale Stauung ⇒ Lungenödem ⇒ Atemfrequenz ↑, Hyposon. Klopfschall, Rasselgeräusche, Atemgeräusch abgeschwächt, Sauerstoffsättigung ↓, Schmetterlingsform (Röntgen)
- kardiale Stauung ⇒ Stauung im kleinen Kreislauf ⇒ PCWP ↑ ⇒ PVR ↑ ⇒ Regurtitation über der Pulmonalklappe (Diastolikum im zweiten ICR rechts parasternal) ⇒ Rechtsherzinsuffizienz ⇒ spät einfallende Vorhofkontraktion ⇒ dritter Herzton (Galopprhythmus)
- Rechtsherzinsuffizienz und Linksherzinsuffizienz = Globalherzinsuffizienz ⇒ dilative Kardiomyopathie ⇒ Perikardreiben, Herz vergrößert + Retrokardialraum verkleinert + Retrosternalraum verkleinert (Röntgen)

> Das Herzminutenvolumen fällt ab. Dennoch bleibt der mittlere arterielle Druck (MAD) zunächst konstant, da der total periphere Widerstand (TPR) steigt (HMV ×TPR = MAD).

Herr G. wird intensivmedizinisch weiterbehandelt. Sein Zustand verschlechtert sich rapide und er erleidet einen kardiogenen Schock. Seine Schutzreflexe fallen aus und Herr G. wird intubiert. Mittels transösophagealer Echokardiografie (TEE) und Herzkatheter wird die Diagnose einer fulminanten Myokarditis gesichert. Eine Myokardbiopsie wird entnommen. Trotz maximaler pharmakologischer Therapie fällt der Herzindex auf 1,8 l/min/m² und die maximale Sauerstoffaufnahme auf 11 ml/min/kg ab.

Welche Erreger sind vermutlich für die Myokarditis verantwortlich?

Enteroviren, v. a. Coxsackie-B-Viren.

Was sind die nächsten Therapieschritte?

Der Herzindex und die maximale Sauerstoffaufnahme stellen die Indikation für die Implantation einer intraaortalen Ballonpumpe (IABP) zur linksventrikulären Entlastung dar. Zudem wird der Patient an die ECMO angeschlossen.

Welche Kanülierungsmöglichkeiten für die ECMO kennen Sie?

1. Venoarteriell, zur Entlastung von Lunge und Herz. Hier erfolgt der Anschluss v. a. über die Femoralgefäße oder die Aorta und den rechten Vorhof (bzw. die Vv. cavae).
2. Venovenös, zur Entlastung der Lunge. Hier erfolgt der Anschluss v. a. über die Femoralgefäße, oder die V. jugularis.

Welchen Vorteil bzgl. des Blutflusses bietet der gleichzeitige Einsatz von IABP und ECMO?

Es wird ein pulsatiler Fluss hergestellt.

Wie beurteilen Sie die Überlebenschancen von Patienten an der ECMO? Wie beurteilen Sie die Chancen von Herrn G.?

Die ECMO hat die schlechtesten Ergebnisse aller Unterstützungssysteme. Postoperativ leidet die Hälfte der Patienten an multiplem Organversagen und Infektionen. Nur ein Drittel überlebt. Herr G. leidet zudem an einem toxischen Leberschaden, bei ohnehin vorgeschädigten Organen (Hämochromatose). Seine Chancen sind weitaus schlechter.
Eine endotracheale Absaugung und die Myokardbiopsie sichern die Coxsackieinfektion. Jeder Versuch, Herrn G. von der ECMO zu entwöhnen, misslingt. Herr G. verstirbt an Multiorganversagen.

29 FALL 3: SINGAPORE IS A FINE CITY

FALLBESCHREIBUNG

Frau Eve S. (67 Jahre) stellt sich am Samstagmorgen in der Notaufnahme vor. Sie haben Wochenenddienst. Sie berichtet, sie habe seit gestern Abend zunehmend Schmerzen hinter dem Brustbein, Atembeschwerden und Schwindel. Außerdem habe sie schon seit Längerem einen leichten Hustenreiz, dieser habe sich jedoch verschlimmert.

Wie lautet Ihre Verdachtsdiagnose? Welche weiteren Diagnosen ziehen Sie in Erwägung? Wie gehen Sie weiter vor?

Beim Thoraxschmerz muss immer an kardiale, pulmonale, traumatische, gastroösophageale und neurologische Ursachen gedacht werden. Als gewissenhaft vorsichtiger Assistenzarzt und dem „Häufiges ist häufig"-Prinzip, erheben Sie eine orientierte Anamnese mit der Verdachtsdiagnose akutes Koronarsyndrom.

Was interessiert Sie in der Anamnese?

Sie differenzieren die Schmerzen nach dem Schmerzcharakter, der Ausstrahlung und fragen nach vegetativer Begleitsymptomatik. Fragen Sie Frau S. nach Vorerkrankungen, Voroperationen, Medikation und nach einer möglichen Selbsttherapie. Finden Sie heraus, ob sie oder ihr Umfeld in letzter Zeit krank waren. Differenzieren Sie die Hustensymptomatik und den Schwindel. Bitten Sie Frau S., ihren letzten Arztbesuch und ihren letzten Auslandsaufenthalt zu schildern. Erheben Sie die Familienanamnese. Erfragen Sie kardiale Risikofaktoren. Ziehen Sie auch tumoröse Neubildungen in Erwägung und fragen Sie nach der B-Symptomatik: Fieber, Nachtschweiß, Gewichtsverlust. Erkundigen Sie sich nach bekannten Allergien und Immobilisationen der letzten Zeit. Abschließend erfragen Sie, ob Frau S. weitere gesundheitliche Veränderungen aufgefallen sind (Fieber, Erkältungsanzeichen, dicke Beine etc.) und wie sie selbst ihre Symptomatik einschätzt.

Auf Ihr Nachfragen gibt Frau S. an, heute Morgen rostigen Schleim abgehustet zu haben. Die Schmerzen hätten einen stechenden Charakter und würden in die rechte Flanke ausstrahlen. Einen Auslöser könne sie nicht definieren. Auch habe sie keine Möglichkeit, die Schmerzen zu lindern. Auf einer Skala von 1–10 erreichen die Schmerzen eine 7. Bezüglich des Schwindels habe sie das Gefühl, auf einem Schiff zu stehen. Die Beine seien schwer. Weitere Erkältungssymptome habe sie nicht. Fieber habe sie nicht gemessen. Nachtschweiß und Gewichtsverlust werden verneint. Auch sei sie in letzter Zeit nicht krank gewesen, Gleiches gelte für ihr Umfeld. Vorerkrankungen habe sie keine, auch die Familienmitglieder seien immer gesund gewesen und erst in hohem Alter verstorben. Einzig der Blutdruck sei erhöht. Der Hausarzt habe diesbezüglich letzten Monat Enalapril verordnet. Sie habe keine Allergien oder Voroperationen. Sie sei gestern aus Singapur wiedergekommen. Sie sorge sich sehr, denn dort seien schon viele Menschen an der neuen Grippe verstorben. Im Flieger hätte ihr Nachbar den ganzen Flug über gehustet.

Wie lautet nun Ihre Verdachtsdiagnose? Können Sie schon weiter differenzieren?

Die Anamnese hat das Spektrum der Verdachtsdiagnose erweitert und nur Weniges ausgeschlossen. Der Husten, inklusive der Hämoptyse, lässt an einen pulmonalen Infekt, Mikrorisse in den Bronchien (möglicherweise auch durch den ACE-Hemmer bedingt), eine Lungenarterienembolie und eine kardiale Stauung denken. Die Schmerzsymptomatik ist atypisch für ein akutes Koronarsyndrom und lässt pulmonale Ursachen vermuten. Der Schwankschwindel ist typisch für vaskulär-ischämische Pathologien. Die schweren Beine sollten Sie an eine Rechtsherzinsuffizienz und an eine Phlebothrombose denken lassen. Zudem war Frau S. über einen längeren Zeitraum immobilisiert (Langstreckenflug). Unterschätzen Sie auch nicht die persönliche Angst von Frau S. vor dem grippalen Infekt.

Unwahrscheinlich geworden ist eine tumoröse, neurologische, traumatische und gastroösophageale Ursache.

Sie führen eine **orientierte körperliche Untersuchung** durch und nehmen **Blut** ab. Dabei belassen Sie eine **Venenverweilkanüle**. Es interessieren Sie ein kleines Blutbild, Differenzialblutbild, das CRP, die Elektrolyte, die kardialen Marker und das D-Dimer. Die Bestimmung der Lipase wird zurückgestellt (Pankreatitis). Sie führen eine **arterielle Blutgasanalyse** durch, ordnen ein **EKG** an, lassen **Blutdruck** und **Körpertemperatur** bestimmen und schicken die Patientin zum **Röntgen**. Sie fordern eine Thoraxaufnahme in zwei Ebenen an. Zudem ist eine **Echokardiografie** indiziert.

Die **körperliche Untersuchung** ergibt folgenden Befund:

Inspektion Adipöse Patientin. Normales Hautkolorit. Sonst keine Auffälligkeiten am Thorax und im Gesicht. Periphere Ödeme. Jugularvenenstauung beidseits. Atemfrequenz 20/min.

Auskultation Herz rhythmisch. Diastolikum im zweiten ICR parasternal links, Systolikum im vierten JCR parasternal rechts. Keine Strömungsgeräusche über Karotiden und Bauchaorta. Feinblasige Rasselgeräusche rechts basal. Normale Darmgeräusche über allen vier Quadranten.

Palpation Herzspitzenstoß normal. Kein Schwirren. Herzfrequenz 150 B/min bei normaler, seitengleicher Pulsqualität der großen Gefäße an oberer und unterer Extremität, Karotiden und Bauchaorta. Abdomen weich. Kein Druckschmerz. Keine Abwehrspannung. Leber und Milz nicht palpabel. Hautturgor normal.

Perkussion Nierenlager frei. Lungengrenzen gut atemverschieblich. Hyposonorer Klopfschall rechts basal.

Blutdruck 105/75 mmHg.

Körpertemperatur 38,5 °C.

EKG ▸ Abbildung 29.1

Röntgen R. l.: Retrosternalraum verkleinert. P. a.: Angehobene Herzspitze. Homogene Verschattung im rechten Unterlappen (Silhouettenzeichen).

Labor Na 137 mmol/l, K 4,6 mmol/l, Leu 22,34 G/l ↑, Ery 4,6 T/l, Hb 14,1 g/dl, HK 41 %, CK-MB 4 ng/ml, Mb 30 µg/l, cTnI 0,1 ng/ml, Neu 80 % ↑, Eos 2 %, Bas 1 %, Mon 6 %, Lym 11 % ↓, CRP 8,2 mg/dl ↑, D-Di 3,1 mg/l ↑.

BGA pCO_2 29 mmHg ↓, pO_2 60 mmHg ↓, pH 7,48 ↑, BE −1 mmol/l, Bic 19 mval/l ↓.

Herzecho Normale Pumpfunktion des linken Ventrikels, bei verringertem Herzminutenvolumen. Rechtsherzdilatation. Keine Hypertrophie der Wände. Regurtitationen über der Pulmonal-, Trikuspidalklappe.

Wie interpretieren Sie den Befund der körperlichen Untersuchung, das EKG, die Blutuntersuchungen, die Echokardiografie und die Röntgenaufnahmen?

Die Befunde lassen Rückschlüsse zu:

- respiratorische Alkalose (pH ↑, pCO_2 ↓, Bic ↓) ⇐ Hyperventilation (Atemfrequenz ↑) ⇐ Dyspnoe ⇐ Hypoxämie (pO_2 ↓) ⇐ arterielles Lungengefäßsystem ↓ ⇐ **Lungenarterienembolie**, D-Dimer ↑ ⇐ **Thrombus**

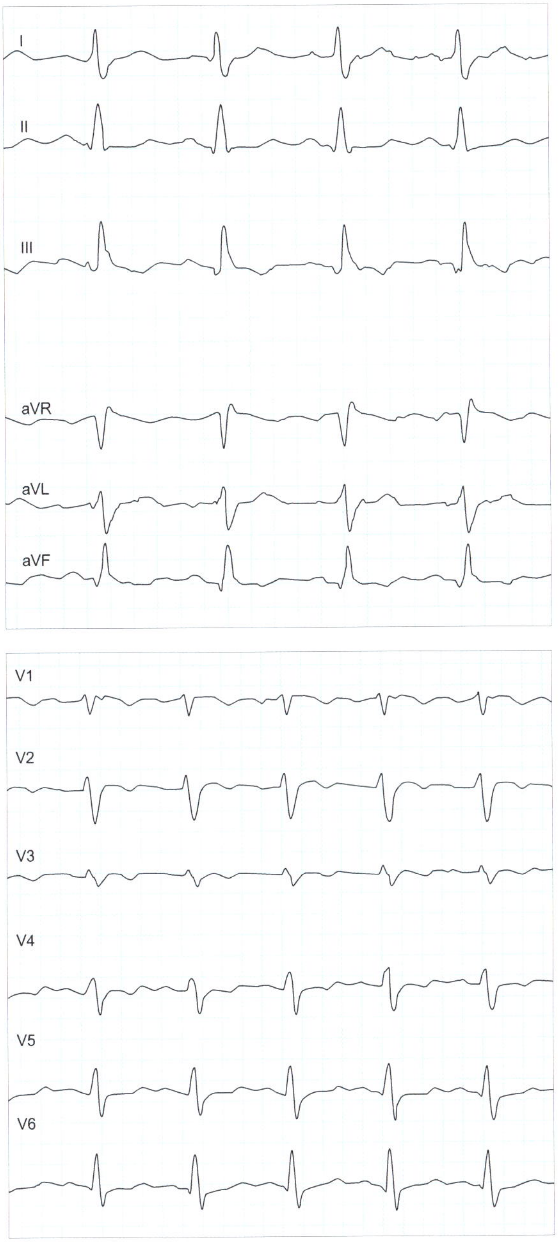

Abb. 29.1: EKG. [26]

- Cor pulmonale (**Rechtsherzinsuffizienz**) ⇐ pulmonale Hypertonie ⇐ PVR ↑ ⇐ arterielles Lungengefäßsystem ↓ ⇐ **Lungenarterienembolie**, D-Dimer ↑ ⇐ **Thrombus**
- Silhouettenzeichen, hyposonorer Klopfschall, feinblasige Rasselgeräusche, Fieber, Entzündungszeichen im Blut erhöht, Hämoptyse ⇐ **(Infarkt-)Penumonie** ⇐ Entzündungszellen und Erythrozyten in den Alveolarraum ⇐ Nekrosen, Gefäßpermeabilität ↑ ⇐ Ischämie der Lungenstrombahn ⇐ **Lungenarterienembolie**
- Jugularvenenstauung, periphere Ödeme, Retrosternalraum verkleinert, angehobene Herzspitze, Rechtsherzdilatation, Regurtitationen über den Klappen (Diastolikum im zweiten ICR links parasternal, Systolikum im vierten JCR rechts parasternal) ⇐ Rechtsherzinsuffizienz

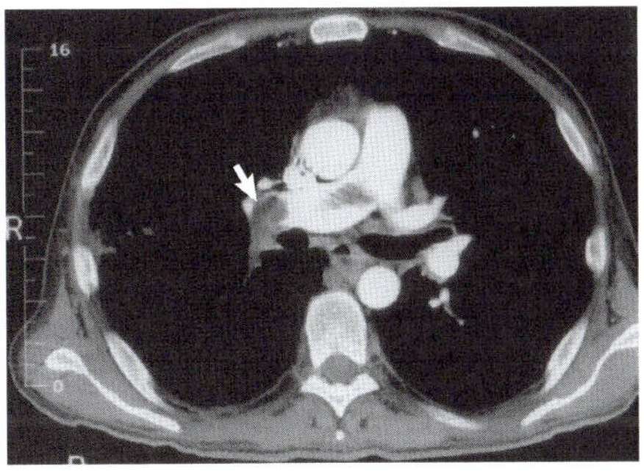

Abb. 29.2: CT-Angiografie. [13]

- EKG: Rechtstyp (S-I, Q-III), Rechtsschenkelblock (V1–V3) ⇐ Rechtsherzdilatation ⇐ Rechtsherzinsuffizienz
- Schwindel, Reflextachykardie (Herzfrequenz ↑) ⇐ BP ↓ ⇐ Herzminutenvolumen ↓ ⇐ Blutangebot fürs linke Herz verringert ⇐ Rechtsherzinsuffizienz

Welche Diagnose stellen Sie?

Nach Beurteilung der Befunde lautet Ihre Verdachtsdiagnose **Lungenarterienembolie** mit begleitender **(Infarkt-)Pneumonie** und **Rechtsherzinsuffizienz**. Die Lungenarterienembolie entwickelte sich vermutlich aufgrund einer tiefen Beinvenenthrombose.

Wie gehen Sie weiter vor?

Sie sichern die Diagnose mittels CT-Angiografie (► Abb. 29.2).

Wie beurteilen Sie die CT-Aufnahme?

Die Pulmonalarterie des rechten Unterlappens ist stenosiert (weißer →).

Welche Therapie leiten Sie ein?

Bei komplikationslosem Verlauf ist die Therapie der Lungenembolie eine **internistische Domäne**. Zunächst klären Sie, ob Kontraindikationen gegen eine Heparin- oder Fibrinolysetherapie vorliegen. Sie vergewissern sich, dass kein Emboliematerial mehr in den Venen abgängig ist. Hierzu führen Sie eine Duplex-Sonografie, ggf. eine Phlebo-, Kavografie durch. Bei weiterem thrombotischem Material ist die Anlage eines Kava-Filters indiziert. Dieser wird kaudal der Vv. renales platziert. Anschließend beginnen Sie die Antikoagulation mit Heparin. Bei fulminanter Lungenarterienembolie sollte zunächst mit einer initialen tPA-Therapie die Reperfusion der Lungenstrombahn gesichert werden. Da bei Frau S. eine bakterielle Superinfektion im Rahmen der (Infarkt-)Pneumonie wahrscheinlich ist, beginnen Sie eine kalkulierte Anitbiotikatherapie.

Welche kardiochirurgische Therapie kennen Sie? Wann muss operiert werden?

Bei Kontraindikationen gegen die Lysetherapie oder Therapieversagen der Lysetherapie wird der Embolus chirurgisch entfernt (Embolektomie nach Trendelenburg).

Wie verläuft die Operation?

Unter Einsatz der Herz-Lungen-Maschine wird i. d. R. der Thorax mittels medianer Sternotomie eröffnet, der entsprechende Pulmonalisast geschlitzt und ausgeräumt.
Frau S. wird erfolgreich lysiert. Ihr Zustand bessert sich rasch. Nach 4 Tagen wird sie unter oraler Cumarin- und Antibiotikatherapie entlassen.

FALLBESCHREIBUNG

Emma K. wurde Donnerstagnacht in einer kleinen Kreisklinik geboren. Schwangerschaft und Geburt verliefen komplikationslos. Postnatal zeigte Emma keine klinischen Auffälligkeiten. Es ist Sonntagmittag. Sie haben Dienst und werden auf die pädiatrische Station gerufen. Die Schwestern geben an, Emma würde seit heute Morgen schlecht trinken und leide unter Tachydyspnoe. Die Blutergebnisse von heute Morgen lägen vor, dort wären keinerlei Auffälligkeiten zu sehen. Auch der Blutdruck sei normal, deswegen seien Sie erst jetzt informiert worden.

Wie lautet Ihre Verdachtsdiagnose? Wie gehen Sie weiter vor?

Eine Trinkschwäche in Kombination mit einer Tachydyspnoe ist bei Säuglingen ein unspezifisches Zeichen kardiopulmonaler, aber auch gastroösophagealer Pathologien. Eine genaue Verdachtsdiagnose ist noch nicht möglich. Sie führen eine **körperliche Untersuchung** durch, ordnen ein **EKG** und einen **Röntgen-Thorax** in zwei Ebenen an. Sie lassen den **Blutdruck an oberer und unterer Extremität** und die **Körpertemperatur** bestimmen. Zudem ist eine **Echokardiografie** indiziert.

Die **körperliche Untersuchung** ergibt folgende Auffälligkeiten:

Inspektion Mäßige Zyanose der unteren Extremität. Atemfrequenz 55/min.

Auskultation Uncharakteristisches Systolikum. Gespaltener zweiter Herzton.

Palpation Herzfrequenz 145 B/min bei kräftiger seitengleicher Pulsqualität an der oberen Extremität und den Karotiden. Femoralispulse nicht tastbar. Leber vergrößert.

Blutdruck Obere Extremität: 110/60 mmHg, untere Extremität: nicht messbar.

Röntgen R. l.: Retrosternalraum ↓. P. a.: Herzspitze angehoben. Herz vergrößert. Prominenter Truncus pulmonalis. Vermehrte Lungengefäßzeichnung im Hilusbereich ↑.

EKG Rechtstyp. V1: prominente, hohe R-Zacke, T-Negativierung.

Echokardiografie Rechtsherzhypertrophie. Die abgehenden und zuführenden Gefäße können von Ihnen nicht beurteilt werden.

Wie interpretieren Sie körperliche Untersuchung, Röntgenaufnahmen, EKG und die Echokardiografie?

Auch ohne genaue Darstellung der umliegenden Gefäße in der Echokardiografie lassen die Befunde Rückschlüsse zu:

- Der Blutdruckunterschied (Pulsunterschied) von oberer zu unterer Extremität muss Sie an einen **Aortenisthmusstenose** denken lassen.
- Emma wurde erst 3 Tage nach ihrer Geburt symptomatisch. Somit liegt der Verdacht nahe, dass es zum Verschluss des Ductus arteriosus gekommen sein muss. Hierfür spricht ebenfalls die neu aufgetretene Zyanose der unteren Extremität.
- Das Sono zeigt ein hypertrophiertes rechtes Herz. Die Hypertrophie des rechten Herzens spricht dafür, dass der Ventrikel vermehrt Arbeit leisten musste. Dies ist v. a. bei der **präduktalen Aortenisthmusstenose** der Fall. Hier gewährleistet der rechte Ventrikel einen Großteil der Perfusion der unteren Extremität. Das EKG zeigt einen Rechtstyp mit hoher R-Zacke und negativem T in Ableitung V1 (nicht physiologisch bei Rechtstyp). Dies ist als Zeichen einer Rechtsherzhypertrophie zu deuten. Im Röntgen ist der Retrosternalraum verkleinert, das Herz erscheint vergrößert und das Pulmonalsegment prominent. Dies ist als Zeichen einer Rechtsherzdilatation zu deuten.
- Der Ductus hat sich verschlossen. Nun fließt das Blut aus dem rechten Herzen in die Lungenstrombahn und nachfolgend ins linke Herz und die Aorta. Über diese kann es lediglich in die obere Extremität entweichen, wo der Blutdruck folglich ansteigt. Hinter der Stenose fällt er ab. Somit sind keine Pulse in den Femoralarterien tastbar.
Vor der Stenose entsteht ein Blutstau. Dieser wirkt sich rückwirkend bis in die Peripherie aus. Ein Anzeichen hierfür sind die vergrößerte Leber und die vermehrte Lungengefäßzeichnung im Hilusbereich.
- Der Ductus hat sich verschlossen. Nun muss das linke Herz vermehrt Arbeit leisten. Zum einen erhält es Blut aus dem kleinen Kreislauf, zum anderen muss es den Rückstau aus der Aorta ascendens bewältigen. Folglich schließt die Pulmonalklappe etwas früher als die Aortenklappe. Dies wird als uncharakteristisches Systolikum und gespaltener zweiter Herzton hörbar.

Welche Verdachtsdiagnose stellen Sie?

Präduktale Aortenisthmusstenose. Sie gehen davon aus, dass es zum Verschluss der Ductus arteriosus gekommen ist.

Wie gehen Sie weiter vor?

Ihr Verdacht berechtigt Sie zur Einleitung einer pharmakologischen Therapie zur Wiedereröffnung/Offenhaltung des Ductus.

Welcher Wirkstoff wird zur therapeutischen Offenhaltung des Ductus arteriosus verwendet?

Prostaglandin.

Wie sichern Sie die Diagnose weiter ab?

Auch wenn eine klinische Besserung nach Prostaglandininfusion zu erwarten ist, sollte Emma umgehend angiografisch untersucht werden. So kann das Ausmaß der Stenose beurteilt werden und begleitende Pathologien können ausgeschlossen werden. Zudem werden Kollateralen sichtbar gemacht, die intraoperativ zu Komplikationen führen könnten. Neben der obligaten Katheteruntersuchung kann auch eine MRT-Angiografie aufschlussreich sein (▶ Abb. 30.1).

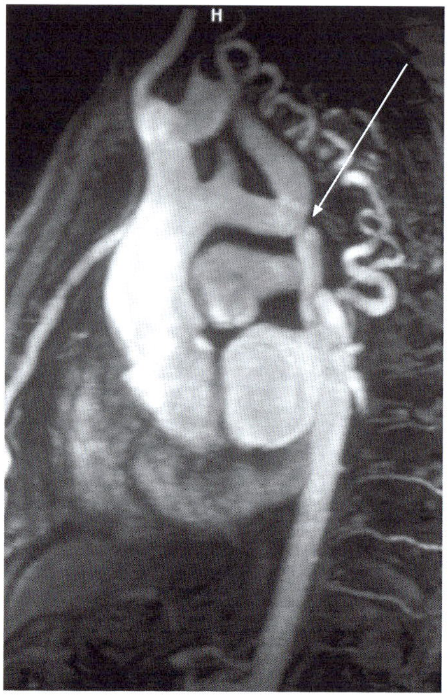

Abb. 30.1: MRT-Angiografie bei Aortenisthmusstenose (weißer →). Eine geschlängelte Kollaterale wird sichtbar. [20]

Welche Komplikationen fürchten Sie in erster Linie bei Therapieversagen?

Der Perfusionsdruck der unteren Extremität und des Stamms fällt derart ab, dass sich ein prärenales Nierenversagen einstellt. Auf gleiche Weise kann es zum Leberversagen kommen. Der Perfusionsdruck der oberen Extremität steigt derart an, dass zerebrale Einblutungen möglich sind.

Unter der Prostaglandininfusion zeigt Emma eine deutliche klinische Besserung. Sie wird in ein Zentrum mit kardiochirurgischer Anbindung verlegt und am folgenden Tag operiert.

Welche operativen Verfahrenstechniken zur Versorgung der Aortenisthmusstenose kennen Sie? Beschreiben Sie den Operationsverlauf!

Das Standardverfahren ist die erweiterte End-zu-End-Anastomose. Hierbei wird die Aorta proximal und distal der Stenose abgesetzt. Anschließend wird der stenosierte Bereich reseziert. Schließlich erfolgt die End-zu-End-Anastomosierung der Aortenenden. Ist die Stenose weitläufig, kommt eine Gefäßprothese zum Einsatz.

Bei der Subclavian-Flap-Plastik nach Waldhausen und Nahrwold wird die A. subclavia sinistra auf die Aorta descendens geschwenkt und anschließend als Flicken eingenäht. Hierbei entfällt die A. subclavia sinistra als Perfusionsgefäß für die obere linke Extremität. Der Ductus kann bei diesem Verfahren geschont werden.

Die Kunststoffpatch-Plastik ermöglicht den Erhalt des Ductus und der A. subclavia sinistra. Nach Eröffnung der Aorta werden Stenosereste reseziert und nachfolgend ein Kunststoffpatch über der Inzision vernäht.

Welche Struktur ist bei den Operationsverfahren besonders gefährdet?

N. laryngeus recurrens.

Ist eine Endokarditisprophylaxe indiziert?

Ja.

Was erwarten Sie bezüglich der postoperativen Blutdruckwerte? Wie erklären Sie den Befund?

Postoperativ ist mit erhöhten Blutdruckwerten zu rechnen. Es wird vermutetet, dass ein gestörtes Zusammenspiel zwischen Sympathikus, Renin-Angiotensin-Aldosteron-System und Barorezeptoren zur Blutdruckerhöhung führt.

Wie verteilt sich die Wahrscheinlichkeit der Aortenisthmusstenose zwischen den Geschlechtern?

Weibliche Neugeborene sind seltener betroffen als männliche.

Welche Neugeborenen haben ein besonders hohes Risiko für eine Aortenisthmusstenose?

Weibliche Neugeborene mit Monosomie X (Ullrich-Turner-Syndrom).

Mit welcher kardialen Fehlbildung ist die Aortenisthmusstenose in einer Vielzahl der Fälle assoziiert? Wie hoch ist in etwa die Wahrscheinlichkeit dieser Kombinationsanomalie?

Bei 75 % aller Patienten mit Aortenisthmusstenose liegt zusätzlich eine bikuspidale, mitunter stenosierte Aortenklappe vor.

Emma wird erfolgreich mittels End-zu-End-Anastomosierung versorgt. Der Ductus wird intraoperativ verschlossen. Das Mädchen kann 7 Wochen nach ihrer Geburt in gutem klinischem Zustand entlassen werden.

Anhang

31 QUELLENVERZEICHNIS

[1] Henriette Rintelen, Velbert.

[2] Moore, K. L./Persaud, T. V. N.: The Developing Human. Elsevier/Saunders, 7. Auflage 2003.

[3] Paulsen, F./Waschke, J.: Sobotta, Atlas der Anatomie des Menschen – Kopf, Hals und Neuroanatomie. Elsevier/Urban & Fischer, 23. Auflage 2010.

[4] Michael Budowick, München.

[5] Mark-Alexander Solf, München/Stefan Elsberger, Planegg.

[6] Dr. med. Brigitte Gansera, Herzchirurgie, Klinikum München Bogenhausen.

[7] Thomas, G./Schofield, P. M./Grace, A. A.: Cardiology in Focus. Elsevier/Churchill Livingstone 2004.

[8] Black, J. M./Hawks, J. H.: Medical-Surgical Nursing: Clinical Management for Positive Outcomes. Elsevier/Saunders, 8. Auflage 2009.

[9] Reihe Klinik- und Praxisleitfaden. Elsevier/Urban & Fischer.

[10] Prof. Dr. Günter W. Kauffmann, Heidelberg.

[11] Prof. Dr. Michael Böhm, Kardiologie, Angiologie und internistische Intensivmedizin, Universitätsklinikum des Saarlandes.

[12] Prof. Dr. Stephan Miller, Radiologische Klinik des Universitätsklinikum Tübingen.

[13] Mettler, F.: Essentials of Radiology. Elsevier/Saunders, 2. Auflage 2004.

[14] Prof. Dr. Oliver Cornely, Klinik für Innere Medizin, Universitätsklinikum Köln.

[15] Gerda Raichle, Ulm.

[16] Laura Sophie Gansera, München/Stefan Elsberger, Planegg.

[17] Prof. Dr. Michael Schmoeckel, Herzchirurgie, Asklepiosklinik St. Georg, Hamburg.

[18] Berlin Heart GmbH.

[19] Kumar, V./Abbas, A./Fausto, N./Mitchell, R.: Robbins Basic Pathology. Elsevier/Saunders, 8. Auflage 2007.

[20] Prof. Dr. Bruno Reichart, München.

[21] Edwards Lifesciences LLC, Irvine, CA, USA.

[22] Stefan Dangl, München.

[23] Otto Nehren, Achern.

[24] Newby, D./Grubb, N. R.: Cardiology – An illustrated Colourbook. Elsevier/Churchill Livingstone 2005.

[25] Hampton, J.: The ECG made easy. Elsevier/Churchill Livingstone, 6. Auflage 2003.

[26] Dieter Brokrate, Hamburg.

Printed in Poland
by Amazon Fulfillment
Poland Sp. z o.o., Wrocław

80624809R00058